산후풍 없는
아주 쉬운 산후조리

산후풍 없는 아주 쉬운 산후조리

최두영(누가의원 원장) 지음

중앙생활사

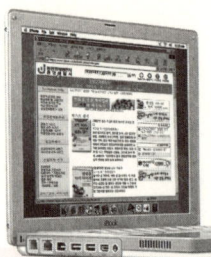

중앙생활사
중앙경제평론사

Joongang Life Publishing Co./Joongang Economy Publishing Co.

중앙생활사는 건강한 생활, 행복한 삶을 일군다는 신념 아래 설립된 건강·실용서 전문 출판사로서 치열한 생존경쟁에 심신이 지친 현대인에게 건강과 생활의 지혜를 주는 책을 발간하고 있습니다.

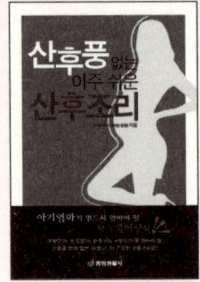

산후풍 없는 아주 쉬운 산후조리 〈최신 개정판〉

초판 1쇄 발행 | 2006년 4월 21일
개정초판 1쇄 발행 | 2007년 10월 18일
개정초판 3쇄 발행 | 2011년 9월 15일

지은이 | 최두영(Dooyoung Choi)
펴낸이 | 최점옥(Jeomog Choi)
펴낸곳 | 중앙생활사(Joongang Life Publishing Co.)

대　표 | 김용주
편　집 | 한옥수·최진호
기　획 | 정두철
디자인 | 이여비
마케팅 | 서선교
관　리 | 김영진
인터넷 | 김회승

출력 | 국제피알　종이 | 타라유통　인쇄·제본 | 영신사

잘못된 책은 바꾸어 드립니다.
가격은 표지 뒷면에 있습니다.

ISBN 978-89-6141-015-1(04510)
ISBN 978-89-89634-50-8(세트)

등록 | 1999년 1월 16일 제2-2730호
주소 | ㉾100-789 서울시 중구 왕십리길 160 (신당5동 171) 도로교통공단 신관 4층
전화 | (02)2253-4463(代)　팩스 | (02)2253-7988
홈페이지 | www.japub.co.kr　이메일 | japub@naver.com | japub21@empas.com
♣ 중앙생활사는 중앙경제평론사·중앙에듀북스와 자매회사입니다.

Copyright ⓒ 2006 by 최두영
이 책은 중앙생활사가 저작권자와의 계약에 따라 발행한 것이므로 본사의 서면 허락 없이는 어떠한 형태나 수단으로도 이 책의 내용을 이용하지 못합니다.
※ 이 책에 쓰인 본문 종이 E라이트는 국내 기술로 개발한 최신 종이로, 기존의 모조지나 서적지보다 더욱 가볍고 안전하며 눈의 피로를 덜도록 품질을 한 단계 높인 고급지입니다.

▶ 홈페이지에서 구입하시면 많은 혜택이 있습니다.

중앙북샵　www.japub.co.kr
전화주문 02) 2253-4463

※ 이 도서의 국립중앙도서관 출판시도서목록(CIP)은 e-CIP 홈페이지(www.nl.go.kr/cip.php)에서 이용하실 수 있습니다.(CIP제어번호: CIP2006000635)

∷ 머리말

　우리나라의 산모들은 아기를 낳으면 그 순간부터 대대로 전해져 내려오는 산후조리 체제로 들어간다. 대부분의 산모들은 전통적인 산후조리 방법을 충분히 따른 후에라야 산후조리를 제대로 했다고 믿으며, 이런저런 사유로 그 기간이 짧았거나 내용이 부실했다고 생각되면 그 후 두고두고 몸이 아플 때마다 산후조리 탓으로 돌린다.
　우리나라의 산후조리 방식은 알려진 것과는 달리 비교적 여성의 생리적 요구에 부응하지 않는 편이다. 산모들에게 결코 쉽지 않은 방법을 요구하고 있고, 산모들은 이를 지키느라 많은 불편을 감수해야만 한다. 그럼에도 불구하고 지금까지 아무도 산후조리의 불편함에 대해선 이의를 제기하지 않았다.
　마치 아기를 출산한 산모들은 모두 통과의례와도 같이 이 고행의 시간을 거쳐야 한다고 세뇌당하기라도 한 사람들처럼 산모 본인은 말할 것도 없고 그 주변 사람들까지 우리의 관습적, 전통적 산후조리를 강조하고 있다. 자세히 살펴보면 우리의 산후조리 관습은 모두 어떤 한 가지 목표를 향해서 일관되게 움직이고 있다는 인상을 받게 된다. 알고 보면 그들의 노력은 모두 '산후풍'에 걸리지 않기 위한 데에 초점을 맞추고 있다. 대부분이 산후조리를 잘 못하면 산후풍에 걸릴 수도 있다는 강박증에 걸려 있는 것이다.

　그런데 그토록 오랫동안 열심히 산후조리를 했는데도 불구하고 산후조리의 부작용으로 고생한다는 사람은 왜 또 그렇게 많단 말인가. 이는 산후조리 방식에 뭔가 문제가 있거나 혹은 열심히 해도 이런 부작용을 막을 수 없을지도 모른다는 추정을 하게 한다.

　실제로 나는 임상에서 여성 환자들을 접하면서, 우리의 산후조리 방식의 불편함과 산후조리의 부작용으로 고생하는 여성들을 숱하게 보아왔다. 그것은 그만큼 우리의 전통적인 산후조리 방식에 문제가 있다는 것을 뜻한다.

　최근 들어 산후조리에 관해서 여러 가지 책들이 나오고 있다. 그러나 아직까지 산후조리에 대해 현대 의학적 관점에서 과학적이고 포괄적으로 연구한 경우는 매우 드문 편이다. 또한 산후풍의 정체에 대해서 근거에 기준한 의학적 분석을 시도한 책도 보기 드물다. 지금까지 시중에 나와 있는 책들은 대부분 과거의 관습을 옹호하고, 그 방법들을 충실하게 지켜나갈 것을 주장하는 경향이었다.

　이제는 산후조리에 대한 생각이 바뀌어야 한다. '왜 우리나라엔 산후 후유증으로 고생하는 여자들이 그토록 많단 말인가. 게다가 그런 산후조리를 하지도 않는 서구의 산모들은 어찌하여 출산한 지 이틀 만에 피자나 콜라를 먹고도 평생 산후풍이란 걸 모르고 사는가.' 이러한 질문에 대한 명확한 해명이 필요하다.

　과거에 진실이라고 알려진 사상조차도 시대의 변천과 함께 수정되기도 한다. 철학적인 사상이나 이념들도 변하는데 하물며 과학적인 사상이야 오죽하랴. 새로운 과학적인 사실이 밝혀지면 그와 함께 그동안 지켜오던 생활양식들도 변화되면서 진보하여 왔다. 이제 과학이 발전하고 의학지식이 많이 축적되었으니 과거의 지식에서 형성된 산후조리 방식에 대해서도 좀더 과학적인 평가를 할 수 있게 된 것이다.

그렇다고 우리나라의 산후조리 방식이 모두 잘못 되었다는 이야기는 아니다. 우리의 전통적인 산후조리 방식에 바람직한 부분도 있다. 그러나 일부는 근거가 희박하거나 매우 불합리한 이론들로 이루어져 있다.

이 책에서는 산후풍에 대한 정밀한 분석과 원인, 예방법을 제시하고자 하였다. 또한 바람직한 산후조리 방법과 더 나아가서는 적극적인 산후조리를 통하여 부작용 없이, 건강하고 빠른 회복을 할 수 있도록 하고자 여러 가지 권고사항을 제시하고자 하였다.

이 책은 다른 책에 비해서 설명이 다소 장황하거나 거듭 강조되는 부분도 있다. 이는 독자들에게 정확한 지식을 심어주기 위함이다. 원리를 잘 이해하면 따르기도 훨씬 쉽고, 여의치 않는 경우에는 스스로 응용된 다른 방법을 유추해 낼 수도 있을 것이다.

이 책의 내용 중에서 몇 가지 이론들은 향후 더 많은 연구를 통하여 정립되어야 할 것이 있음도 밝혀 둔다. 그런 의미에서 이 책을 계기로 산후풍에 대한 분석과 바람직한 산후조리 방법에 대한 연구에 시동이 걸리고, 더 많은 의·과학자들이 이 분야를 연구하게 되기를 바란다.

끝으로 이 책이 나올 수 있게 해주신 하나님께 감사드린다. 또한 머릿속에만 있던 아이디어를 책으로 나올 수 있도록 격려해준 홍서여 작가에게도 감사의 마음을 전한다.

최두영

:: 차례

머리말 5

1장 산후풍 바로 알기
산후풍을 두려워하는 여자들 14
산후풍 강박증에서 벗어나야 한다 15
산후풍의 정체는 무엇인가 18
원인을 알면 산후풍이 두렵지 않다 24

2장 우리나라 전통식 산후조리의 좋은 점
산후에 몸을 따뜻하게 한다 56
산모가 일을 하지 않게 한다 58
찬바람을 피하게 한다 59
따뜻한 미역국을 먹는다 60
삼칠일의 금기일을 두었다 61

3장 우리나라 전통식 산후조리의 문제점
산모를 괴롭히는 전통적 산후조리 66
전통이나 관습만이 해답은 아니다 70
잘못 알려진 체질론 75
강요당하는 산후풍 염려증 80

4장 다른 나라에서의 산후조리

　다른 나라에서는 산후조리를 어떻게 하는가　86
　어느 나라의 산후조리 방식이 더 나을까　92

5장 산후조리, 이렇게 바뀌어야 한다

　과도한 땀 흘리기는 삼가야 한다　98
　산모에게 적정한 온도와 환경이 필요하다　101
　산후 부기에 연연하지 마라　103
　산후풍은 이제 잊어라　107
　미역국에 집착하지 마라　113
　회복을 위해 적당한 활동을 해주어야 한다　122
　물을 두려워하지 마라　127
　딱딱한 음식, 먹어도 된다　129
　산후조리는 연속적인 과정이다　130
　산후조리는 누구의 도움을 받을 것인가　133
　충분한 휴가 기간을 갖는다　139
　남편들이여, 아내를 도와라　142

6장 산모와 아기에게 필요한 영양과 식생활

　몸이 필요로 하는 영양소　146
　산모에게 필요한 영양과 건강　148
　아기에게 필요한 영양과 건강　153
　산모를 위한 식단　154

7장 산모를 위한 적합한 활동과 체력 강화 운동

산모를 위한 생활환경 개선 164
바람직한 도우미의 역할 168
산모에게 몸의 손상은 어떻게 오는가 169
산후 운동은 왜 필요한가 171
산모에게 체력 강화는 왜 중요한가 174
산모에게 적합한 일반적인 운동 방법 178
산후 회복과 체력 강화에 좋은 운동 181
시기별로 산모에게 적당한 운동 194
일상생활에서 조심해야 하는 동작 197
운동은 임신 시기부터 하는 게 좋다 204

8장 산후 비만에서 탈출하기

임신 중의 체중 증가는 적당해야 한다 208
산후조리를 제대로 하면 된다 210
산후 체중 조절 방법을 잘 선택해야 한다 215
살 빼기는 쉽지만 건강하게 빼기는 어렵다 218
산후 비만, 이렇게 하면 막을 수 있다 220

9장 알아두면 좋은 산후 변화와 트러블 관리 요령

육아와 모유 수유 224
산후 우울증의 극복 233
치아 관리 236
젖몸살 238

오로 관리 239
산후통 240
회음부 관리 240
감염성 질환의 예방 242
산후 탈모 관리 243
변비와 치질 244
부부생활 247
목욕 248

10장 초보엄마가 알아두어야 할 육아상식
아기의 예방 접종은 250
아기가 울 때 253
아기가 놀랄 때 256
아기가 가래소리를 낼 때 258
아기의 감기 259
아기의 설사 260
아기가 열이 날 때 262
코 흡입기의 사용 265
노리개 젖꼭지 267
아기의 보온 267
황달 대처법 268

참고문헌 271

1장

산후풍 바로 알기

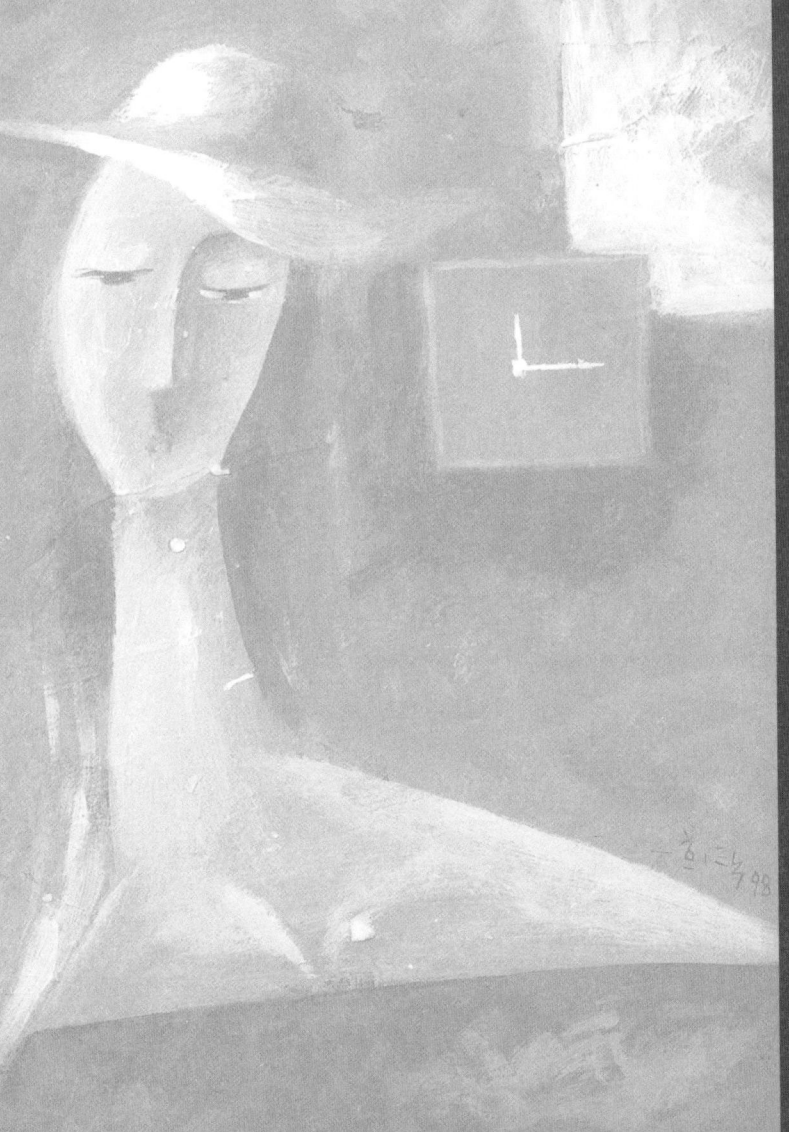

1장 산후풍 바로 알기

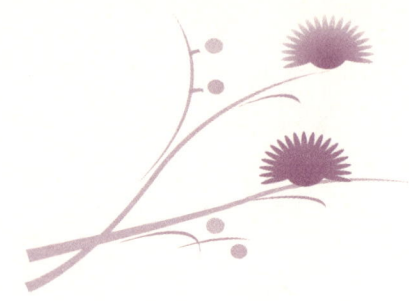

❀ 산후풍을 두려워하는 여자들

우리나라의 산모들은 세계에서 보기 드문 매우 특징적인 산후조리를 한다. 그리고 우리나라의 전통식 산후조리는 권장사항보다는 금기사항에 더 많은 힘을 실어 강조하고 있다.

특이한 것은 삼칠일(三七日) 동안은 찬물과 찬바람에 노출되는 것을 철저히 금한다는 것이다. 만약 이 금기사항을 어기거나 부주의할 경우 산후풍(産後風)에 걸릴 수 있다고 배우는데, 산후풍은 아기를 낳은 지 수년 후, 심지어는 수십 년 후에라도 발생할 수 있다고 생각한다.

그렇다면 도대체 산후풍은 정확하게 무엇을 말하는 것일까. 왜 우리나라 산모들은 이 단어에 그토록 민감하게 반응하는 것일까.

산후풍이란, 산후에 조리를 잘 못해서 걸리는 병으로서 온몸의 여러 곳이 아프거나 시리는 등 다양한 증세들을 통틀어서 일컫는 것이다. 주로 손이나 발이 시큰거리고 아프거나, 찬기운이 들어오고 냉하다는 것으로 표현된다. 또 이 산후풍은 한번 걸리면 평생 지속될 수도 있는 것으로 알려져 있다.

산후풍의 발생기전에 대해서는 출산을 하고 나면 몸을 뜨겁게 하므로 온몸의 땀구멍이 열려있는 상태인데 이때 찬바람을 쐬면 찬바람이 땀구멍을 통해서 경락으로 들어가고, 이것이 경락의 흐름을 막는다거나 하는 이유로 산후풍에 걸리는 것으로 알려져 있다. 그리고 이때 무거운 것을 들거나 몸을 무리하면 그 후유증으로 전신이 저리고 아프거나 관절염 같이 시큰거리는 증상이 나기도 한다고 정설처럼 굳어져 있다.

우리나라 여성들은 아기를 낳기만 하면 모두 산후풍에 대해 걱정을 하기 시작한다. 왜 이들은 산후풍에 대하여 이처럼 과도한 두려움을 갖게 되었을까. 그 이유를 알려면 우선 산후풍이란 어떠한 병이고, 어떤 과정을 거쳐 두려움의 대상이 되었는지를 살펴보아야 할 것이다.

❀ 산후풍 강박증에서 벗어나야 한다

아기를 낳은 지 몇 년 안 되어 병원을 찾아오는 주부들의 경우 산후조리를 잘 못해서 몸이 아픈 것이라고 말하는 사람들이 상당수 있다. 그와 관련한 이야기들이 난무하다 보니 산모들은 지레 겁을 먹게 되고, 출산한 후에는 바른 산후조리를 위해 집착을 하게 된다. 병을 두려워하며 너무나 긴장하고 주의하다 보니 결국 오늘날과 같이 극단적으로 치닫게 된 것이라 여겨진다.

우리나라 대부분의 산모들은 산후풍에 걸리지 않기 위해서 엄청나게 높은 실내 온도를 참아내고, 극단적으로 휴식을 고집하고, 극단적인 감염 예방을 고집한다.

물론 몸을 따뜻하게 하는 것은 좋다. 그러나 너무 노력하다 못해 거의 몸을 굽다시피 한다. 게다가 출산 후에 목욕을 금하다 못해서 아예 물을 만지고 머리를 감는 기본적인 세면 활동조차도 금지시킨다. 물에 닿는 것조차 좋지 않다며 출산 후 수주일 동안 이도 닦지 않는 산모도 있다.

아무리 병이 두렵다 할지라도 왜 이렇게 극단적인 방법을 선호하게 되었을까? 문제는 산후풍의 정확한 원인이 불확실한데다가 증상의 범위가 너무 광범위하며 치료 효과도 명확하지 않다는 데에 있다.

손발이 차고 시린 사람은 매우 많다. 그런데 아기를 낳은 후에 이 증세가 생긴 사람은 대부분 그것이 산후조리를 잘 못했기 때문이라고 생각한다. 이는 그 증세가 생긴 나이를 불문한다.

어떤 80세 된 할머니는 자신의 무릎 시림이 산후조리를 잘 못했기 때문이라고 확신하고 있었다. 무릎 시린 증세가 언제 생겼는가 물어보니 그게 2년 전 겨울부터였다는 것이다. 산후풍이란 병은 도대체 어떤 병이기에 원인을 제공한 지 50년 후에도 나타날 수 있다는 말인가. 그러나 이 할머니처럼 생각하는 사람이 의외로 많이 있었다.

만약 산후풍이 실제로 존재하는 병이라면 의학적으로도 타당하고 명확한 진단의 기준이 있어야 했다. 예를 들어서 '산후풍이란 산후조리 10년 이내에 발생할 수 있는 손가락의 저림과 시림, 무릎의 시림 등을 말한다' 하는 식으로 확실한 기준 같은 것이 있었다면 그렇게 많은 사람이 자신을 산후풍 환자라고 생각하며 한숨짓지는 않았을 것이다.

출산 경험이 있는 여자들이 생각하고 있는 산후풍은 그 증상과 범위가 매우 다양하다. 모든 엄마들이 마음만 먹으면 자신의 온갖 육신의 고통을 '산후조리 잘못'으로 주장할 수 있을 정도이다.

 그만큼 산후풍의 증상이 전신의 여러 가지 불편한 증상들을 애매하게 다 포함하고 있다는 것이다. 이는 마치 '체했다'는 증세가 매우 애매해서 많은 사람들이 온갖 이상한 증상들을 가지고 체했다고 하며 병원을 찾는 경우와 비슷하다.

 자신이 산후풍으로 고생한다고 생각하는 엄마들은 자신이 산후에 어겼던 금기사항을 한두 가지 떠올리고 전적으로 그 탓으로 돌린다. 그러면서 금기사항을 지키지 못했던 상황을 두고두고 후회하게 된다. 때론 남편 혹은 시집식구 누군가에게 원망이 돌아가기도 한다.

 "첫째를 낳았을 때 집에 시어머니만 오지 않았더라도……."

 "기저귀 한번 빨아주지 않은 저 웬수 같은 남편! 그때 집안 살림을 좀 도와주었더라면……."

 그러면서 그들은 비록 자신은 산후조리에 실패했지만 자식들에게만큼은 제대로 산후조리를 시켜서 자신과 같은 불상사가 일어나지 않게 해야겠다고 결심하게 된다. 그리하여 자식들에게는 더욱 가혹한 산후조리를 강요한다.

 "나중에 고생 안 하려면 엄마 말 들어! 여자한테 산후조리는 목숨 같은 것이여! 씻지도 말고 나가지도 말고 이런 것, 저런 것 모두 삼가야 해."

 이렇게 온갖 금기사항들을 딸들에게 전수하는 것이다. 그러나 산후풍이 어떤 병인지 좀더 명확하게 알 수 있었다면 그토록 많은 사람들이 자신의 몸의 이상을 한결같이 산후풍 탓으로 돌리지는 않았을 것이다.

 고치기 힘든 병이면서도 원인마저 알 수 없을 때 병에 대한 두려움을 갖는 것은 당연한 일이다. 정체도 모르는 괴질이 돌기 시작하면 사람들은 그 질환의 정체가 밝혀질 때까지 매우 불안해한다.

중국에서 애완용 짐승들에 의해서 사스 바이러스가 전파될 수 있다는 방송이 나오자 수많은 사람들이 기르던 애완동물을 가차 없이 길에 내다 버렸다. 이는 애완동물도 먼저 사스 바이러스에 걸려야 사람들에게 병을 옮길 수 있다는 것을 몰랐기 때문에 벌여진 과잉방어 행위였다.

당뇨병에 걸린 대부분의 노인들은 지방이 안 좋다는 인식하에 무조건 지방의 섭취를 기피한다. 그런 식으로 음식물 섭취를 과도하게 주의하다 보면 이상한 방식의 편협된 식사습관이나 영양결핍 상태에까지 이를 수 있다.

이는 모두 잘 모르기 때문에 과다하게 반응한 예가 된다. 두려운 병에 걸리지 않을 수 있는 방법이 있다면 나름대로 최선을 다해서 그 방법을 지키려는 것이 본능이리라.

산후풍에 대한 강박증으로 인해서 대부분의 산모들은 산후풍을 막는다는 전통적인 방법을 충실히 따르려고 한다. 그 결과 그들은 두말없이 산후조리의 금기사항을 따른다. 그러나 그들이 감당할 육신의 불편함이 결코 만만치 않다.

❀ 산후풍의 정체는 무엇인가

오늘날의 현대 의학은 수백 년 전에는 상상도 못했을 정도로 엄청나게 발달했다. 잘려나간 말초기관을 연결하는 것은 기본이고, 남의 팔도

이식해서 사용할 단계까지 왔다. 백혈병도 고치고, 각종 암의 원인 유전자까지 밝혀서 완치를 향해 계속 달려가고 있다.

죽은 사람도 3~4분 내에 다시 살려서 수십 년간 즐거운 삶을 더 살게 하기도 한다. 눈이 없는 장님도 특수 장치로 뇌에 전자신호를 보내어 물체를 보듯이 만들어 줄 수도 있다. 또한 인간의 수명은 계속해서 길어지고 있고, 오래 살되 더 건강하게 살 수 있는 방향으로 발전하고 있다.

그런데 산후조리에 대한 지식만은 수백 년 전의 지식이 그대로 이어지고, 그때와 같은 방식으로 조리하고 그때와 같은 방식으로 치료하고 있다.

그동안 산후풍이란 병의 정확한 정체를 모르니 치료도 불확실했고, 산후조리에 임하는 산모들은 실수할까봐 불안하기도 했다. 그러나 막연하게 두려워만 하는 것이 현대 의학이 아니다. 증상의 범위를 기술하고, 진단의 기준을 정하고, 가설을 세워서 원인을 밝혀나가며 가장 효과적인 치료 방법을 확립해 가는 것이 현대 의학이다.

사실 원인을 분석하고 대처 방법을 알게 되면 무섭기만 하던 산후풍도 더 이상 두려움의 대상이 되지 않을 수 있다.

임신과 출산으로 인한 합병증에는 여러 가지가 있다. 이제는 이러한 다양한 부작용들을 각각 구분해서 볼 필요가 있다. 이들을 모두 뭉뚱그려서 '산후풍'이라는 한 단어로 표현하는 것은 문제가 있다.

산후풍의 여러 증상들이 각각 그 원인이 있다면, 그리고 그 원인이 정확히 분석만 된다면 미리 예방하고 치료하는 것이 더 쉬워질 것이다.

예를 들어 '체질이 허약하다'는 표현을 놓고 생각해 보자. 이 표현은 허약하다는 증상의 이름일 뿐 진단명은 아니다. 그러므로 그 원인에 따라 다양한 진단명이 붙을 수 있다.

단순히 허약하다는 표현을 '진단명'처럼 붙여주면 한 가지 치료법을 택하게끔 유도하는 효과가 있다. 허약하면 기력을 보강하는 약을 원하거나 운동을 하려고 할 것이다. 그러나 허약하게 된 원인을 구분할 수 있다면 좀더 정확한 대처를 할 수 있을 것이다.

허약함을 느끼는 경우의 예를 들면, 운동을 거의 안 해서 근력이나 지구력이 늘 약하므로 조금만 일해도 피곤하고 오래 쉬어야 하는 사람도 있다. 부모로부터 물려받은 체격조건이 약한 사람이 허약하게 보이는 수도 있고, 아니면 음식을 골고루 섭취하지 못한 결과 만성적인 영양소 부족으로 신체 기능에 장애가 와서일 수도 있다.

위 기능이 나빠서 조금만 먹어도 소화가 안 되어 늘 적게만 먹으니까 몸이 왜소하고 체력이 약할 수도 있다. 일이 너무 많아서 바쁘게만 살다 보니 휴식을 못하게 되어서 허약해졌을 수도 있다. 혹은 몸 안 어딘가에 문제가 있거나 미처 찾아내지 못한 만성 질병 때문일 수도 있다.

만성적인 스트레스에 시달리면 몸이 항상 피곤하니 기력을 못 찾을 수도 있다. 우울증이 있는 사람은 매사가 귀찮고, 의욕이 없고, 피곤해 하고, 맥을 못 추고, 늘 힘없어 한다.

어떠한 원인으로든 허약하고 피곤함을 느끼는 사람은 좋은 음식이나 약만 복용하려 하고 항상 휴식을 취하니 근력이나 지구력은 더 떨어져서 만성적인 허약감이 악순환할 수도 있다. 그러니 허약함도 잘 분석해서 원인을 찾아내고 그에 해당하는 정확한 처방을 따르는 것이 그 문제를 가장 쉽게 해결하는 방법이 된다.

병의 원인과 상관없이 무조건 잘 먹고 쉰다고 해서 그 허약함이 개선

되는 것은 아니다. 활을 당겨도 과녁을 정확히 알고 정조준해야 단번에 명중시킬 수 있다. 방향만 잡고 마구 쏘기만 하면 수천 개의 화살도 낭비할 수가 있는 것이다.

그동안 의학계에서는 산후풍이란 병의 본질을 바로잡지 못하고 있다는 의견이 자주 있어 왔다. 이것은 한 가지 병이 아닌 것을 한 가지 병으로 몰았기 때문이라고 볼 수 있다.

여러 가지 복합적인 질환군에 대해서 산후풍이란 한 가지 이름을 진단명처럼 붙여준 것이 문제라고 보인다. 그렇게 되면 그 증상들이 계통 없이 나열되어 있어서 질병의 정체를 그려내기가 매우 힘들다.

분석해 보면 산후풍의 여러 가지 증상들은 각각이 전부 원인과 결과가 있다. 그러므로 산후풍이란 하나의 포괄적인 질병이름보다는 '산후에 발생하기 쉬운 질병들'로 표현하는 것이 더 적당하다고 본다.

서양의학에서는 산후풍의 모든 증상들을 한 가지 병으로 보지 않았기 때문에 산부인과학이나 정형외과학 등에서 따로 구분하고 기록한 것이다. 단지 그것을 산후에 발생하는 질병군으로 따로 모아서 기록한 서적이 없기 때문에 서양의학에서는 산후풍이란 증상이 연구되지 않은 것으로 인식된 것뿐이다.

산후풍의 증세들은 매우 여러 계통의 증상들을 포괄적으로 포함하고 있다. 지금까지 알려져 있는 산후풍의 증상들을 구분해 보면 대략 다음과 같이 구분할 수 있다.

① 손목, 무릎 등과 기타 관절 부위가 시큰거리고 아픈 증상
② 손가락, 팔, 다리 등이 저린 증상

③ 손, 발, 무릎, 배 등이 시린 증상

　이상의 증상들은 언뜻 보기에는 비슷한 증상으로 인식될 수 있다. 그러나 이는 각기 다른 계통의 질환에서 오는 증상들이다. 이 증상들을 잘 분류해 보면 첫 번째, 두 번째 증상은 관절통과 신경통으로 분류할 수 있다. 세 번째 손발이 찬 증세는 교감신경계의 과다한 작용에 의한다.

　중요한 것은 이 세 가지 증상군들은 모두 산모들만 걸리는 것이 아니라는 것이다. 이는 남자들이나 미혼 여성들도 걸리고, 성별과 연령, 인종을 초월해서 모든 사람이 걸릴 수 있다. 손이나 발이 찬 것도 어린아이부터 어른에 이르기까지 모든 사람들이 다 가질 수 있는 증상이다.

　게다가 갑상선 질환까지 산후풍으로 오인될 수 있다. 출산 2~6개월 내에 예전의 갑상선 질환이 악화되거나 새로운 갑상선염이 생기는 경우가 자주 있기 때문이다. 특히 평소에는 증세가 없던 사람에게서도 출산 후에 저하증의 증상이 나타나기가 쉽다. 이때에는 몸이 붓고 피곤한 증상이 나타날 수 있는데, 이러한 증상들이 산후조리를 잘 못해서 생기는 산후풍으로 오인될 수도 있다.

　일반적으로 산후풍은 찬바람이 땀구멍을 통해 몸으로 들어가서 온몸을 쏘다니기 때문에 발생하는 것이라는 말을 듣는다. 그러나 기초적인 의학지식만 있어도 이러한 현상이 불가능함을 알 수 있다.

　해부학적인 관점에서 인체의 땀구멍으로 찬공기가 몸까지 들어가서 다닐 수는 없기 때문이다. 땀구멍이란 안쪽이 닫혀진 주머니로서 공기가 혈액 속으로 들어가는 통로 역할을 할 수는 없다. 공기는 코를 통해서 폐로만 들어가게 되어 있다.

더욱이 땀구멍은 인체가 추위에 노출되면 닫혀져 버린다. 더워서 땀을 내야 하는 순간에는 땀구멍이 확장되지만 땀이 만들어져서 밀고 나오는 중이므로 찬공기가 물을 밀어내고 구멍으로 들어간다는 것은 불가능하다.

땀구멍이 미처 닫히기 전에 찬기운이 들어간다고 설명할 수도 없다. 찬기운은 몸속으로 들어가면 바로 주위의 뜨거운 기운에 중화되고 섞여서 정체를 잃어버리기 때문이다.

불가능한 일이지만 만약에 찬 공기방울이 정말 혈관으로 들어간다 해도 이 공기방울들은 말초의 모세혈관이나 폐에서 흡수되어 없어지게 된다. 과거 인체의 해부학에 대한 지식이 결여되어서 발생한 오해라면 이제 정정할 시기가 온 것이다.

만약 찬바람이 땀구멍으로 들어갈 수 있다면 왜 산후에만 찬바람이 들어가는 것일까? 사람은 모두 땀구멍이 있으니 땀이 나는 사람에게는 모두 찬바람이 들어갈 수 있을 것이다. 산모의 땀구멍이 더 크게 열린다는 증거도 없다. 그러므로 땀을 흘리고 찬바람에 노출되면 모든 인구층에서 찬바람이 몸속을 다니며 풍 같은 증상을 일으킨다고 추정을 해 볼 수 있다. 하지만 그것이 사실이라면 모든 나라에서 이미 어느 정도 그 사실이 밝혀져서 주의사항으로 강조되고 있을 것이다.

게다가 아이들은 많이 뛰어놀고, 땀도 많이 흘리며, 추운 곳에서 뛰어놀기도 잘한다. 만약 얼굴에 땀이 흐른 상태에서 찬바람을 맞고 뛰어놀 때 얼굴의 땀구멍으로 찬바람이 들어간다면 거의 모든 어린이들이 다 산후풍 같은 증세를 가지고 있어야 한다. 결론적으로 말해서 산후풍의 증상은 땀구멍으로 찬바람이 들어가서 생긴다고 볼 수 없다.

또한 산후에 손목, 무릎 등이 시큰거리고 아픈 증상은 손목과 무릎에 있는 인대나 힘줄이 늘어나서 생기는 관절통이다. 이들 증상 역시 산후에만 생기는 것이 아니고 남녀노소 모두에게 발생할 수 있다.

단, 산후에는 관절들의 인대와 힘줄이 약하여 별것 아닌 동작으로도 손상이 더 잘 일어나는 것만 다르다. 다른 여자들이나 남자들에게도 그들의 관절이 견딜 만한 범위보다 더 힘든 일을 하면 똑같이 손상이 올 수 있다는 것이다.

산모들은 손목이 저린 신경통의 증세도 더 잘 생긴다. 손목이 시큰거리고 아픈 증세가 인대 손상으로 인한다면 손목의 저린 증세는 신경이 눌려서 생기게 된다.

발이나 무릎이 시린 증세는 다른 사람들보다 산모들에게 더 자주 발생하는 경향이 있다. 언제부터 그런 증상이 생겼는가를 물어 보면 대개는 산후 수개월에서 수년이 지난 후라고 말한다. 그 시점은 주부들이 집안일을 다시 과도하게 시작한 시기이기도 하다.

이제부터 이러한 증상들이 생기는 이유에 대해서 하나씩 알아보자.

❀ 원인을 알면 산후풍이 두렵지 않다

인체의 결합조직들

인체에는 '결합조직' 이란 것이 있다. 이는 각각의 세포와 기관을 붙들어주고, 사이를 채우는 거미줄같이 가늘고 강한 조직이다. 결합조직이 세포와 세포 사이를 떨어지지 않게 여러 방향으로 얽어매어 주므로 세포들은 서로 밀착되어 같은 기능을 수행한다. 그리고 결합조직이 여러 겹 겹치면 뼈와 근육을 연결하는 중요한 기능을 하게 된다.

◐ 뼈와 인대

인체에는 200개 이상의 뼈가 있다. 그럼에도 불구하고 수많은 뼈들이 서로 떨어지지 않는 이유는 뼈와 뼈를 연결하는 강한 결합조직이 있기 때문인데 이를 '인대'라 한다. 인대는 실 모양으로 수천, 수만 가닥이 같은 방향으로 겹치거나 얽혀서 뼈에 붙어 있다.

이들은 양쪽 뼈를 붙들고 버티면서 관절이 한도 이상으로 꺾이는 것을 막아준다. 그리고 대부분의 인대는 유연성을 가지고 있어서 인체가 움직일 때마다 자신이 늘어질 수 있는 범위 내에서 함께 움직인다.

인대의 기능으로 볼 때에 가장 이상적인 인대는 강하고 유연한 경우라고 할 수 있다. 강한 인대는 찢어지지 않고 관절을 보호할 수 있다. 유연한 인대는 늘어났다가도 손상 없이 제 길이로 돌아올 수 있으니 늘어지는 손상을 적게 받는 것이다.

인대가 강하고 유연하

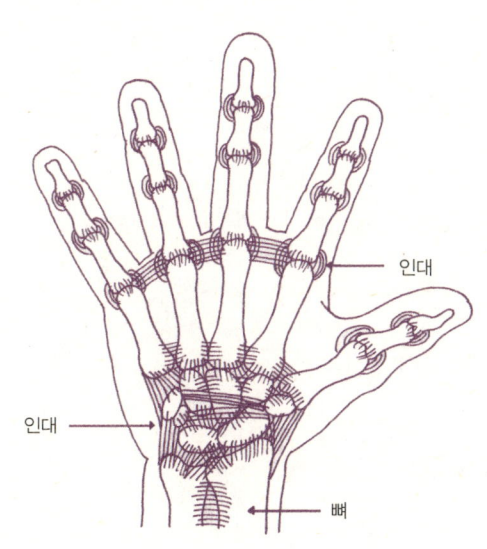

뼈와 뼈를 잇는 실 모양의 인대

다는 것은 약간씩 움직이는 건물이 태풍이나 지진을 잘 견디는 것과 같이 관절을 안전하게 잡아 줄 수 있다는 것을 의미한다.

● 힘줄(건)

힘줄이란 근육이 뼈에 붙는 부위에서 좁아지고 강하게 된 조직이다. 모든 근육은 반드시 한쪽 뼈에서 시작해서 다른 뼈에 가서 붙는다. 그 결과 근육이 수축해서 길이가 짧아지면 다른 뼈를 잡아당길 수 있다.

다른 뼈를 잡아당기면 관절이 구부러지면서 움직임이 생기게 된다. 예를 들어 팔에서 알통이 나오게 할 때 강한 힘으로 팔을 굽히면 이두박근의 길이가 짧아지고 두께가 두꺼워지면서 알통이 나오고 팔은 굽혀지는 것이다.

근육들이 뼈에 가서 붙을 때는 근육 자체로는 붙지 않고 대개가 끝에 가서 강한 힘줄로 바뀐 후에 붙는다. 이 강한 힘줄을 '건(腱)'이라고도 한다.

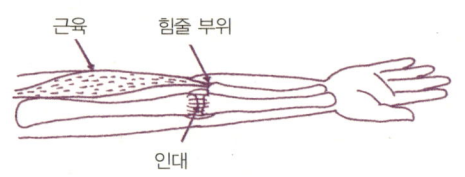

팔의 근육이 수축하기 전의 모습

우리 몸에서 가장 크고 유명한 힘줄로서 아킬레스건이 있다. 이는 장딴지 근육이 수축할 때 뒤꿈치를 잡아당겨서 발을 발바닥 쪽으로 굽어지게 하므로 걷거나 뛰는 동작을 하는 데 매우 중요한 힘줄이다.

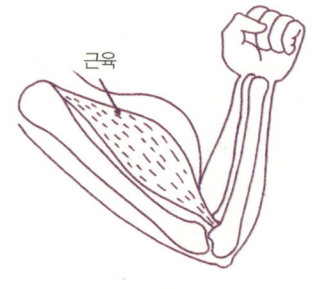

팔의 근육이 수축한 모습

만약 아킬레스건이 끊어진다면 제대로 걷거나 뛰기가 불가능해진다.

인대가 뼈와 뼈를 여러 방향으로 거미줄같이 잡아주는 결합조직이라면, 건은 한쪽 방향으로 수없이 겹쳐져서 생긴 결합조직이다. 건도 강하고 유연한 것이 제 기능을 완벽하게 발휘할 수 있다.

임신과 산후에 통증이 발생하기 쉬운 이유

사람의 골반은 뒤쪽에서는 허리뼈(천추골)와 연결되어 있고, 앞쪽에서는 치골끼리 연결되어 있다. 만약 골반의 뼈가 둥그렇게 한 조각으로 이루어져 있다면 아기를 낳을 때 더 넓어지지 못하므로 매우 어렵고 산모의 고통도 극심할 것이다.

그러나 골반의 뼈들은 앞뒤로 여러 부위에서 연결되어 있어서 필요한 순간에 골반이 넓어질 가능성을 가지고 있다. 골반을 이루는 인대들은 매우 단단해서 평소에는 뼈들이 거의 움직임 없이 고정되

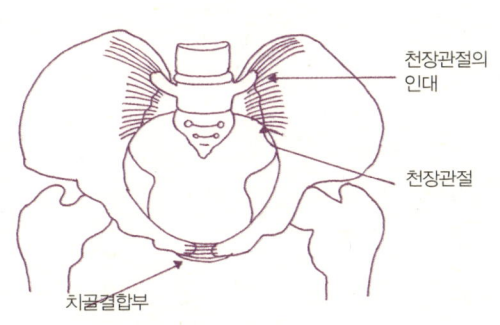

골반의 앞에서 본 모양

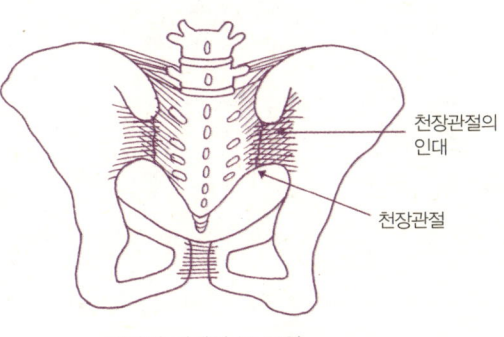

골반의 뒤에서 본 모양

어 있다.

골반의 형태는 여러 가지 호르몬의 영향으로 임신 때부터 변하기 시작한다. 임신으로 인해 자궁과 태아가 커지면 복부가 앞쪽으로 돌출한다. 그 결과 허리도 앞으로 내밀어지고 골반도 앞쪽으로 기울어진다. 그러면 몸이 앞으로 기울어져서 넘어질 것처럼 불안하다. 산모의 몸은 기울어짐을 피하려고 할 수 없이 상체를 뒤로 젖히게 되어 있다.

이와 같이 임신 중에 산모의 체형은 많은 변화를 겪게 되어 있다. 만약 골반과 척추의 인대들이 매우 굳으면 자세 변화가 필요할 때 과도하게 틀어지므로 결국 늘어나는 손상을 받을 수 있다.

그러나 임신 중에는 인대들이 기능적으로 더 유연해져서 손상 없이도 몸의 형태가 바뀔 수 있게 된다. 또한 분만 중에는 골반의 천장관절과 치골결합부의 인대들이 늘어나면서 골반이 더 넓어질 수 있다. 그 결과 태아가 통과하기가 수월해진다.

● 임신으로 인한 조직의 약화

앞에서 임신부와 산모는 인대와 힘줄의 강도가 떨어진다고 설명하였다. 임신과 관련되어 결합조직이 약해지는 것은 임신 중에 증가하는 호르몬 때문이다.

이러한 호르몬의 작용이 산모에게 유익한 것은 확실하다. 호르몬들이 인대나 힘줄을 부드럽게 해주면 산모의 체형은 임신에 더 적합하게 변할 뿐 아니라 분만 때에도 많은 도움을 받게 된다.

임신부의 인대를 유연하고 약하게 하는 호르몬은 '릴랙신(relaxin)'과 '에스트로겐(estrogen)' 등 여러 가지로 추정된다. '릴랙신'이라는 호르몬은 그 어원(relax:느슨하게 하다, 편하게 쉬다)에서 추정되듯이 인체의 힘줄이나 인대 조직을 느슨하게 하는 작용을 한다.

릴랙신은 임신 기간 중에 황체 또는 태반에서 분비되는 호르몬으로서, 그 역할에 대한 완전한 평가는 아직 이루어지지 않았다. 현재까지 밝혀진 바로는 임신 중에 자궁의 불필요한 수축을 억제해서 유산을 방지하고, 분만 중에는 자궁 입구를 연하게 해서 확장이 잘 되게 하는 작용을 가진 것으로 확인되었다.

또한 릴랙신은 임신 중에 미리부터 천장관절과 치골결합부 인대를 유연하게 하여 분만 때에 더 잘 벌어질 수 있게 한다.

그런데 문제는 이런 호르몬들이 약해지지 않아야 될 다른 관절들까지 약하게 만든다는 것이다. 임신성 호르몬들은 임신부와 산모의 골반의 인대뿐만 아니라 전신의 다른 인대들마저 유연하게 만든다.

아기를 키워야 할 산모는 근육과 관절이 일반인보다 더 강해야 하는데 오히려 늘어나기 더 쉬운 상태로 변하니 산모들의 몸이 다칠 가능성은 전보다 훨씬 증가한다고 볼 수 있다.

인대와 힘줄의 결합조직이 매우 강한 특성을 가지고 있다고 할지라도 그들이 견딜 수 있는 데에는 한계가 있다. 실을 점점 강하게 당기면 그 실의 제일 약한 부위에서부터 한올씩 끊어지는 이치와 같이 인체에서 인대나 힘줄도 강한 힘으로 당겨지면 늘어나 버릴 수 있다.

임신부나 산모는 이러한 조직들이 전보다 매우 약한 상태이다. 그런데 산모들의 일거리는 아기를 돌보느라 전보다 더 증가하게 되므로 인대와 건이 늘어져버리는 일이 발생하게 되는 것이다. 더 약해진 힘으로 더 강한 힘을 요구하는 일들을 처리해야 하니 산모가 다칠 가능성은 다른 사람들에 비해서 몇 배나 증가하는 것이다.

　인대나 힘줄이 늘어지면 통증이 생기게 된다. 조직이 늘어나면서 다친 관절은 움직일 때마다 시큰시큰, 콕콕 쑤시고, 뻐근하게 아프다. 늘어난 조직에서는 회복을 위한 염증 반응이 생기기 때문에 다음 날부터 며칠간은 더 아파오기도 한다.

◐ 조직 손상의 결과

　인대나 힘줄의 일부가 끊어지고 약간 길어지는 경우는 '가벼운 손상'이라고 한다. 그러나 더 많은 부위가 끊어지면서 전체 길이가 더 늘어난 경우 '중등도 손상'이 되며, 이 구조물들이 완전히 끊어져서 분리되는 경우는 '심한 손상'이라고 할 수 있다.

　조직이 약간만 늘어진 경우는 관절을 움직일 때 통증을 느낀다. 그러나 늘어짐이 심하면 가만히 있는 중에도 통증이 심하다. 이때는 조금만 움직여도 아프니 근육은 저절로 힘을 못 쓰게 된다.

　대개의 사람들은 관절통이 있으면 관절염에 걸렸다고 생각한다. 그러나 사실상 관절염보다는 관절을 싸고 있는 인대나 힘줄이 다친 경우가 더 많다. 또한 인대나 힘줄이 늘어나면 관절은 더 벌어지고, 안정성을 잃어버리며, 불안정하게 덜렁거릴 수도 있다. 그 결과 뼈들 간에 마찰도 더 많아지고, 연골이 빨리 닳아서 결국 관절염도 촉진된다.

　한번 늘어난 인대나 힘줄도 신경 써서 보호해 주고, 다시 손상을 받지 않게 해 주면 서서히 회복된다. 그러나 일단 늘어진 조직을 보호하지 않고 계속해서 무리를 하게 되면 그때부터는 적은 힘으로도 더 늘어날 수 있다.

이는 풍선을 부는 것과 같은 원리로 보면 된다. 풍선을 처음 불 때는 매우 세게 불어야 부풀기 시작한다. 그러나 한번 강한 힘으로 부풀려진 풍선을 다시 불 때에는 더 작은 힘으로도 부풀릴 수 있다.

이와 같이 한번 다친 인대는 힘 빠진 풍선처럼 조금만 힘을 가해도 쉽게 늘어날 수 있다. 만약 관절을 다친 산모가 계속해서 움직인다면 다친 인대는 더 늘어날 가능성이 높아만 간다. 문제는 다친 산모들이 일을 하지 않고 쉴 수만은 없다는 데 있다. 늘어지기 시작한 인대와 힘줄을 계속 사용해야 하므로 손상은 더 깊어진다.

조직의 손상에서 완전하게 회복되는 것은 처음에 적게 다친 경우만 가능하다. 완전한 회복이란 더 이상 아프지 않고, 처음의 길이만큼 짧아져야 하고, 전과 같은 강도를 회복하여 다시 잘 늘어나지 않는 상태를 말한다. 조직이 심하게 늘어나서 스스로 회복할 수 있는 한도를 넘어버렸으면 염증 반응이 아무리 일어나도 완전한 회복이 일어날 수 없다.

완전한 회복이 잘 안 되는 손상은 대략 다음의 두 가지 경우라고 볼 수 있다.

첫째, 늘어지는 손상을 단 한 번밖에 받지 않았지만 그 손상의 정도가 매우 심한 경우이다. 이때는 회복이 되어도 원상복귀까지는 힘들다고 볼 수 있다.

둘째, 처음에 받은 손상은 심하지 않았지만 계속 반복 사용함으로써 손상이 심해져서 완전한 회복이 안 되는 경우이다. 산모들이 당하는 손상은 주로 이 경우라고 볼 수 있다.

이러한 두 가지 경우의 손상이 어느 정도 한계를 넘어서면 이제 완전한 회복은 없는 영구 손상으로 들어간다. 영구 손상된 인대나 힘줄은 치료를 해도 일시적으로만 나을 뿐이다. 이후에는 약간만 무리를 해도 아무 때든지 다시 늘어나는 손상을 입고, 통증은 언제든지 재발할 수 있다. 아기를 낳고 잠시 아프던 관절이 수년 혹은 수십 년 후에 다시 아파 오기도 하는데, 바로 이런 경우라 할 수 있다.

● 주거문화가 주는 인체의 손상

최근에는 많이 달라지고 있지만 얼마 전까지만 해도 우리나라의 주거생활은 대부분 방바닥에서 생활하는 방식이었다. 이런 주거생활에서는 산모들이 몸을 일으킬 때에 침대에 누워 생활하는 사람들보다도 관절에 더 무리가 가게 된다.

바닥에서 일어나는 동작은 여러 관절에 부담이 될 수 있다. 산모가 몸을 일으키려면 일단은 쪼그려 앉아야 한다. 이렇게 쪼그려 앉은 자세에서는 천장관절 또한 벌어지는 힘을 받게 된다. 임신과 분만 중에 천장관절이 늘어진 사람의 경우에는 이런 동작이 손상을 더 일으킬 수 있다.

두 손을 바닥에 짚으면서 쪼그려 앉으면 무릎과 엉덩이의 관절은 최대한 굽힌 상태가 된다. 이 상태에서 몸을 일으켜 세우기 위해서는 무릎을 펴 주는 동작을 하여야 한다.

무릎을 펴 주기 위해서는 무릎의 앞쪽에 있는 근육과 힘줄이 매우 강한 힘으로 정강이뼈를 앞쪽으로 당겨주어야 한다. 특히 아기를 안고 일어날 때는 자세도 약간 불안정할 뿐더러 아기의 무게로 인해 무릎이 받는 스트레스도 더 증가한다. 관절이 불안정한 자세로 강한 힘을 받는 것은 손상을 당하는 중요한 원인이 된다.

또한 앉은 자세에서 일어서려면 몸을 바로 세우기 위해서 한쪽 손으로 바닥을 짚고 일어나야 한다. 이 과정을 반복하다 보면 어느새 손목도 아프기 시작한다.

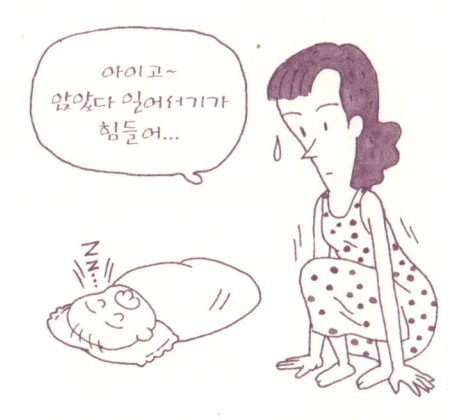

　문제는 산모의 인대나 힘줄 같은 구조물들이 아직 강하지 못하다는 데에 있다. 더군다나 산모는 아기를 돌보아야 하니 이 문제가 더욱 부각된다.

　우리의 주거문화에서는 아기를 바닥에 눕히고 돌본다. 목욕을 시키거나 이동을 할 때에는 아기를 바닥에서부터 들어올려야 한다. 이때 산모는 최대한 쪼그려 앉아서 몸을 숙인 상태로 아이를 안아야 한다. 이 자세에서 몸을 세우려면 혼자 일어날 때보다 허리와 무릎에 무리가 훨씬 많이 간다.

　서양과 같이 침대 생활을 하는 문화에서는 이와 많이 다르다. 일단 산모가 몸을 일으켜 앉은 후 발을 침대 밑으로 내리기만 해도 엉덩이 관절과 무릎은 벌써 90도까지 펴져 있다. 여기서부터는 몸을 약간만 더 세우면 이미 거의 다 일어나 있게 된다. 그러므로 무릎에는 훨씬 무리가 덜 가게 된다.

　아기도 따로 침대에 눕히기 때문에 아기를 들어올리기 위해서 산모가 과다하게 무릎을 굽히지 않아도 된다. 산모는 허리를 약간만 굽혀서 가벼운 힘으로도 아기를 들어올릴 수 있으니 관절이 다칠 가능성은 매우 낮다.

아기들의 체중은 동양이나 서양이나 처음에 태어날 때는 비슷하다. 그런데 우리나라의 산모들은 서양의 여자들에 비해서 체격 조건이 많이 뒤진다. 체력이 떨어지는 우리나라의 산모들이 방바닥에서 아기를 돌보니 서양의 산모들에 비해서 허리, 천장관절, 무릎이 다치는 일이 더 잦은 것이다.

더욱이 산모는 통증이 생겨도 아이를 돌보는 일을 중단할 수가 없기 때문에 통증은 만성화되고 영구적으로 고착되게 된다. 아이를 웬만큼 키우고 나면 다 나은 듯이 사라지지만, 후에 몸을 조금이라도 무리하면 다시 나타난다. 결국 이런 문제로 산후풍의 증상들은 아이를 낳은 후 수년 혹은 수십 년이라도 지속될 수 있는 것이다.

◐ 육아 과정에서 오는 인체의 손상

우리나라 사람들은 예로부터 아기를 업어주는 것을 좋아했다. 물론 아시아와 아프리카의 다른 여러 나라들에서도 이와 같은 생활 습관이 관찰되기도 한다. 그러나 포대기를 이용해서 아기를 업고 다니거나, 아기를 업은 채로 온갖 일을 다 하는 방식은 서양에서는 찾아보기 힘든 것이다.

우리는 아기가 울기 시작하면 일단 먼저 기저귀를 확인하고 그 다음 먹을 것을 주어 본다. 이 방식이 통하지 않을 때엔 한두 가지 다른 요구사항을 더 찾아볼 수도 있을 것이다. 그래도 아기가 지속적으로 울게 되면 그 다음 단계로 아기를 안아서 흔들어 주거나 이리저리 옮겨다니기도 한다. 아기가 좀 커서 목을 잘 가누는 경우는 업어줄 수도 있다. 계속 안고 있으면 손목도 아프고 불편하니 잠시 후에는 결국 아기를 등으로 돌려서 업게 된다.

그러면서 몸의 여기저기서 문제가 생기기 시작한다. 앞에서도 언급하였듯이 산모의 손상은 어느 한 순간의 강한 힘으로 일어나기보다는 작은 손상이 지속적이거나 반복적으로 가해진 경우가 더 흔하다고 할 수 있다.

남자들의 경우는 거의 문제가 되지 않지만 약한 산모들이 아기를 안고 업고 오래 견디면 근육과 관절이 다칠 가능성이 그만큼 높아진다.

포대기를 이용해서 아기를 업어주는 경우 한 줄을 어깨에 걸쳐서 업고 오래 활동하면 줄이 걸쳐진 쪽의 어깨 근육이 눌려서 통증이 생긴다. 줄을 어깨에 걸치지 않고 업는 경우는 아기가 자꾸 미끄러지려 하므로 엄마는 할 수 없이 배를 앞으로 내밀고, 엉덩이를 뒤로 약간 빼어서 아기를 엉덩이 위에 걸치려 노력하게 된다. 이 과정에서 허리가 앞으로 내밀어진 자세를 오래 유지하게 되니 점차 허리가 아파올 수 있다.

포대기를 이용하기 않고 맨손으로 오래 업을 경우 엄마의 허리 뒤에서 양손가락을 깍지 끼고 버티게 되는데, 이때도 역시 손목의 인대가 늘어지는 손상을 받을 수 있다.

아기를 업어주는 생활양식은 아기와 부모 간의 접촉을 늘리므로 아기의 정서 안정에 많은 도움이 되는 것 같다. 이는 정이 많은 우리나라 사람의 정서와 무관하지 않은 것으로 보인다. 사람끼리 부딪히거나 스치는 경우에 외국 사람보다는 혐오감을 덜 느끼는 이유가 그런 데에서 기인할 수도 있다.

그러나 아기와 접촉하는 좋은 양식을 따르는 과정에서 우리나라의 엄마들은 서양의 엄마들보다 육체적인 고통이나 관절의 손상을 더 받게 되는 것이다.

출산 전후에 생기는 관절의 통증

◐ 손목의 통증

산후풍의 증상이라고 알려져 있는 증상 중에 손목이 시큰거리고 아픈 증상이 있다. 이는 주로 손목에서 인대가 늘어나거나, 손목의 힘줄에 염증이 생겨서 아픈 것이다. 손목에는 많은 인대와 힘줄이 있다. 임신 중이나 산후에 일을 많이 해야 한다면 손목의 이러한 결합조직에서 문제가 생길 가능성이 매우 높다.

이러한 손목의 손상이 산모에게만 특히 더 많은 것은 주로 아기를 안아주고 업어주는 자세에서, 분만 직후에 불은 젖을 짜는 과정에서, 한 손으로 바닥을 짚고 일어나는 과정에서, 아기에게 젖을 먹이려고 머리를 받치고 있는 자세에서, 아기를 목욕시킬 때 한 손으로 목을 받치고 오랫동안 씻어주는 동작 등에서 손목에 무리가 오면서 생긴다.

산모들이 면기저귀를 잠깐씩 사용하는 경우가 있는데 이때 기저귀를 짜는 동작도 원인이 될 수 있다. 하지만 무엇보다도 산후조리를 도와주던 사람이 돌아간 후 갑자기 집안일이 늘면서 손목 쓰는 일을 많이 하는 것이 중요한 원인이 된다.

산모들은 손목에서 두 개의 힘줄(건)이 지나는 곳에서 '건초활액막염'에 잘 걸린다. 즉, 힘줄과 이를 싸고 있는 막이 붓고 아프게 된다는 것이다. 위치는 손목에서 엄지손가락으로 연결되는 부위에 튀어나온 뼈(경상돌기) 근처이다. 이 병은 처음에 정리한 의사의 이름을 따서 '드꾀르

뱅병(de Quervain's disease)'이라 한다. 이 병은 30~50세의 성인 여자들이 잘 걸리며, 특히 임신 말기나 젖을 먹이는 여자들이 잘 걸린다.

과거에는 엄청나게 쏟아져 나오는 아기의 세탁물을 전부 손으로 빨아서 짜야 했다. 비록 산후조리를 도와주는 분이나 남편들이 자주 빨아준다고 해도 손목을 사용하지 않기는 매우 어려웠다.

빨래를 치대거나 손으로 짜는 동작은 산모들의 손목에 많은 손상을 일으켰다. 현대에는 세탁기의 보급으로 직접 빨래를 짜는 일이 많이 줄었으나, 대변이 묻어서 착색된 기저귀나 빨래감을 세탁기에 넣기 전에 한번씩 헹구어서 짜기도 하므로 완전히 안전하지는 않다.

아기가 빠른 속도록 체중이 늘어가는 것도 산모에게 불리하게 작용한다. 산모는 아직 인대가 약한 상태이지만 산후에 오랫동안 몸을 아끼고 쉬게 되니 인대나 힘줄이 강해질 기회가 없다. 그런데 아기는 체중이 증가하고, 점차 엄마의 손길을 바라고 안아 달라고 더 많이 울어댄다. 점점 무거워지는 아기를 안고 약한 손목으로 오래 버티다 보면 결국 손목의 인대가 손상되는 것이다.

● 무릎의 통증

산모들은 때로 무릎의 통증을 호소한다. 이는 무릎의 관절염에 의하기보다는 역시 무릎의 인대나 힘줄의 손상에 의한 경우가 대부분이다.

무릎의 손상 가운데 흔한 것 중에 '슬개건염'이 있다. 이는 무릎의 앞쪽에 있는 동그란 슬개골에서 밑으로 내려가는 힘줄 중에서 일부가 늘어진 경우이다. 이 손상은 산모들이 쪼그리고 앉아서 아기를 들고 일어나는 동작을 반복하여 생길 수 있다.

이러한 손상은 산모에게만 오는 것이 아니다. 점프 동작을 많이 하는 운동선수들, 계단 내려가기나 등산을 갑자기 많이 한 사람에게서도 생길 수 있다. 그러나 산모는 똑같은 동작을 해도 다른 사람들보다도 더 쉽게 손상을 받게 된다.

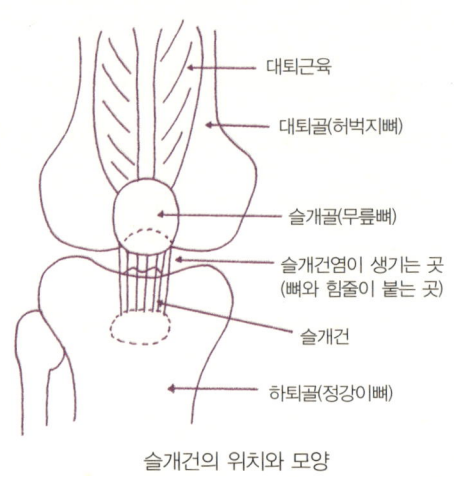
슬개건의 위치와 모양

만약 무릎에서 슬개건의 안쪽, 밑쪽이 콕콕 쑤시고 아프며, 걸을 때나 계단을 오를 때 아프다면 이는 '거위발건'이라는 힘줄이 늘어난 것이다. 이 힘줄은 무릎의 안쪽, 뒤쪽으로 돌아 내려와서 거위발 같은 모양으로 퍼지면서 뼈에 붙으니 거위발건이라고 부른다. 이 손상은 노인들에게서 가장 흔하며 산모들에게서도 간혹 일어날 수 있다.

이외에도 무릎에서 측부인대가 다치면 걸을 때나, 양반다리 하고 앉을 때 무릎의 옆쪽이 아플 수 있다.

그러면 산모들의 무릎이 다치는 것을 막기 위한 좋은 방법은 없을까? 침대를 사용한다면 무릎이 감당해야 할 스트레스를 좀 줄여줄 수 있을 것이다. 또 산모가 일어날 때 벽에서부터 늘어뜨린 긴 끈을 붙잡고 움직이도록 하면 다소 도움이 될 수도 있겠다.

일반적으로 무릎이 아픈 경우 관절염으로 진단이 나는 경우가 많다. 그러나 관절염은 많이 걸은 후에 발생하는 뻐근함이나 무릎이 뻣뻣한 정도로 느껴질 뿐이다. 움직일 때마다 무릎이 콕콕 쑤시거나 시큰거리면서 아픈 경우는 대개 인대나 힘줄의 손상 때문이라고 보는 것이 타당하다.

무릎의 인대 손상이 발생하면 다세대 주택같이 계단이 많은 곳에 사는 젊은 산모들은 가능하면 밖에 나가지 않게 된다. 산모들의 활동이 줄게 되면 결국 체력 강화도 안 되고, 산후 체중 감소도 지연되는 부작용을 낳을 수 있다. 다행히도 무릎이 다친 경우는 허리보다 회복이 더 잘 되는 편이다.

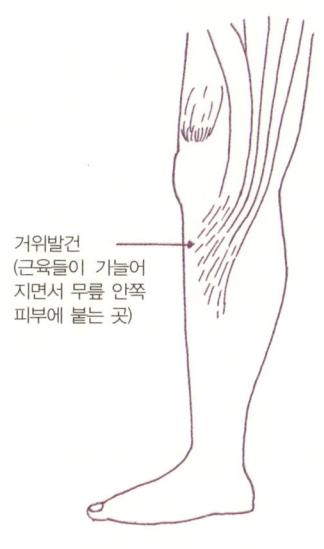

거위발건
(근육들이 가늘어지면서 무릎 안쪽 피부에 붙는 곳)

거위발건의 위치와 모양

◐ 요통

임신 중에는 허리가 아픈 경우가 많다. 이를 자세히 구분하면 허리 부위가 아픈 경우와 엉덩이 부위가 아픈 경우('환도가 시다' 하는 경우)로 나눌 수 있다.

임신 중 요통은 매우 흔한 질환이라서 임산부의 약 50% 이상이 요통을 경험하게 되고, 그 중 일부는 통증이 심해서 많이 고생한다. 또한 임신 중에 발생한 요통은 출산 후에도 지속될 수 있다.

임신 중에는 허리가 앞으로 많이 내밀어지기 때문에(요추전만) 요통이 생길 수 있다. 게다가 임신 중에는 여러 곳에서 뼈들이 틀어지면서 체형이 변하게 된다. 이 과정에서 근육이나 인대, 힘줄 등이 심하게 당

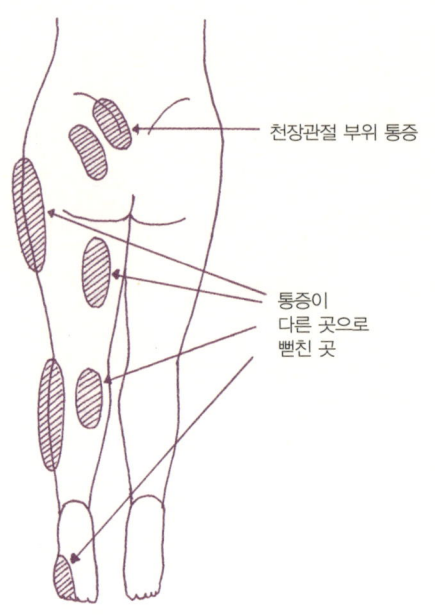

천장관절 부위 통증과 이 통증의 방사통

겨지게 되고, 때로 통증이 생기게 된다.

요통은 임신 말기에 더 흔해지고 심해진다. 집안일을 하느라 오래 서 있으면 요추 전만이 심한 자세를 유지하느라 허리에 무리가 와서 통증이 더할 수 있다.

임신 중에 '환도가 시다'는 표현은 자세히 말하면 '천장관절 부위가 아프다'는 표현으로 바꿀 수 있다. 천장관절 부위는 엉덩이뼈와 골반골과의 경계선 부위라고 할 수 있다.

천장관절에서 인대가 많이 늘어나면 임신부가 돌아눕거나 하는 동작에서 골반골이 엉덩이뼈에서 미끄러지면서 뒤틀어지게 된다. 이때 임신부는 갑자기 발생한 심한 통증으로 꼼짝 못하게 되기도 한다. 때로 이 통증은 허벅지의 뒤쪽과 바깥쪽으로 뻗칠 수도 있다. 인대가 워낙 많이 늘어나서 분만 후에도 전과 같이 강해지지 못하면 만성적인 요통의 원인이 될 수 있다.

출산 후에도 산모의 인대는 빨리 강해지지 않는다. 이는 인대를 약하게 한 호르몬들의 영향에서 아직 완전히 벗어나지 못해서일 것으로 추정된다.

그 결과 몸조리를 하거나 아기를 돌보는 과정에서 산모들은 인대가 늘어날 가능성이 계속 존재한다. 이때에 허리를 부주의하여 무리가 가는 자세를 취하거나, 강한 힘이 필요한 것을 들어올리면 허리의 인대들이 늘어질 수 있다. 이때는 무거운 물건을 들지 않도록 하는 것이 좋다.

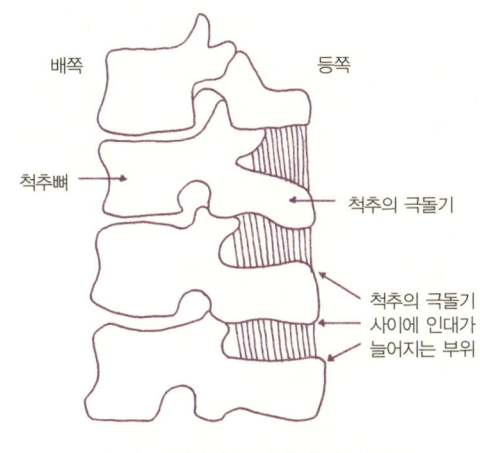

척추의 극돌기 사이 인대의 손상

특히 아기를 들어올릴 때는 허리를 많이 굽혔다가 다시 펴는 과정에서 약한 인대가 당겨지지 않도록 자세를 주의해야 한다.

임신 중에 요통이 생긴 경우는 주의사항을 잘 지키면서 약간의 치료를 하면 대개 3개월 이내에 호전되는 편이다. 산후조리 기간 중에 생긴 요통도 손상이 가벼우면 대개 잘 낫는다.

그러나 적당한 휴식을 취하지 못하고 지속적으로 일을 하거나, 반복적으로 잘못된 자세를 취하여 인대의 손상이 회복할 수 있는 범위를 넘어서면 이 통증은 평생 고질병이 될 수 있다.

● 기타 관절통

산후에 불은 젖을 짜기 위해서 힘을 주다 보면 팔과 손목과 어깨에 힘이 무리하게 들어가서 언제부터인가 조금씩 아프기 시작한다. 이 통증이 심하면 대개 짜는 동작을 중단하겠지만 처음에 손상이 있어도 통증이 심하지 않으면 조심하면서 짜는 동작을 반복하게 된다. 이 경우에도 여러 관절의 인대나 힘줄은 영구적인 손상을 입을 수 있다.

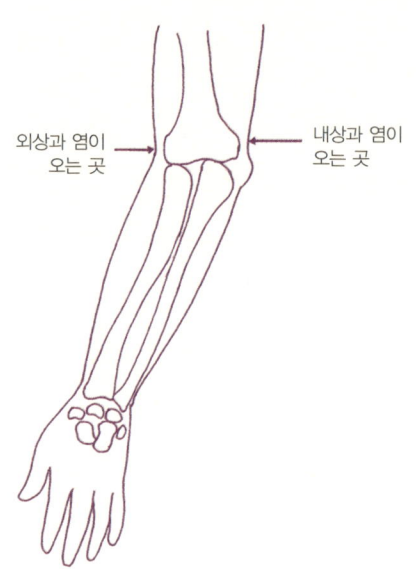

외상과 염이 오는 곳 → ← 내상과 염이 오는 곳

어깨를 회전시키는 여러 근육의 힘줄이 늘어나면 어깨를 바깥쪽으로 돌리고 움직일 때 통증이 나타난다. 무거운 아기를 오래 들고 있다가 알통을 나오게 하는 근육인 이두박근의 힘줄이 다치면 팔을 굽히고 일을 할 때 어깨가 아프게 된다.

팔꿈치의 양측에는 바깥쪽과 안쪽에 돌출된 뼈가 있다. 엄지손가락 쪽의 돌출된 곳은 '외상과' 라 하고, 새끼손가락 쪽의 돌출된 곳은 '내상과' 라 한다. 팔꿈치에서 내·외측으로 튀어나온 뼈는 인대나 힘줄들이 많이 붙어서 잡아당기기 때문에 튀어나온 것이다.

무거운 물건을 들거나, 세탁물을 짜거나, 불은 유방을 짜는 동작을 반복하면 이때 사용하는 근육들이 내상과와 외상과에 붙으므로 이런 곳이 반복적으로 잡아당겨져서 손상이 오게 된다. 이때는 짜는 동작을 하면 팔꿈치가 매우 아프게 된다.

젖을 마사지하고 짜는 동작은 손가락에도 상당한 무리가 될 수 있다. 보통 때 같으면 별 문제가 없겠지만, 불어서 평소보다 몇 배나 커진 유방을 훨씬 더 약해진 관절로 짜자니 다치는 일까지 생기는 것이다.

◐ 근육통

인대나 힘줄이 버티는 기관이라면 근육은 능동적으로 수축을 하면서 뼈를 잡아당기는 기관이다. 근육도 역시 원래의 길이보다 너무 당겨지거나, 힘든 수축을 오래 반복적으로 하면 늘어질 수 있다.

이 힘은 일순간의 힘일 수 있다. 예를 들어서 무거운 물건을 들다가 허리가 삐끗할 때는 인대나 근육이 늘어나는 손상을 받은 것이다.

또한 근육은 순간적인 강한 힘을 쓰지 않아도 손상이 올 수 있다. 어느 정도 힘든 일을 하면 근육이 붓고 회복할 시간이 필요한데 충분한 회복기간이 없이 곧 바로 힘든 일을 다시 하거나 하면 힘든 근육이 뭉칠 수도 있고, 수축력이 떨어진 근육이 작은 힘에 의해서 늘어날 수 있다.

예를 들어 공장에서 일하는 직공들은 한 가지 공정만을 책임지고 늘 같은 동작만 반복하는 경우가 많다. 이때는 많이 쓰는 근육이 뭉치고 아픈 일이 매우 흔하다. 그러므로 체계가 잘 잡힌 공장에서는 특별히 일하는 중간 중간에 근육을 풀어주는 스트레칭을 하는 시간을 갖는 경우도 많이 있다.

또한 근육은 부적절한 자세를 오래 취하고 있으면 늘어날 수 있다. 예를 들면 옆으로 비스듬히 앉아서 컴퓨터 작업을 하면 오래 동안 늘어져 있던 한쪽 옆구리의 근육이 굳어지면서 아파올 수 있다. 엎드려서 오래 동안 책을 보면 허리의 안쪽 근육이 늘어져서 오래 버틴 결과 허리가 아프게 된다.

만약 근육이 매우 강하다면 웬만큼 무거운 것을 들어올려도 늘어지는 일은 잘 안 생긴다. 그러나 근육이 약하다면 약간만 당겨도 늘어나거나 무리가 올 수 있다.

여자들은 일반적으로 근육이 남자들보다 왜소하고 근육이 낼 수 있는 힘도 많이 떨어진다. 그러므로 약간만 무리해서 일을 하면 그것이 곧바로 근육에 무리가 되어서 근육통이 생길 수 있다.

게다가 임신 중에는 활동이 줄게 되므로 근력이 강해지기보다는 약해질 가능성이 훨씬 높고, 임신이 진행될수록 몸무게가 적게는 7~8kg에서 많게는 20kg 가까이 증가하게 된다.

이렇게 근력의 증가는 별로 없이 무거운 몸을 이끌고 눕고, 앉고, 일어서는 동작을 하게 되면 몸의 중심부의 근육들은 전보다 더 힘든 육체노동에 시달리게 된다. 허리나 둔부, 무릎은 무거워진 몸의 체중을 상체 근육보다 더 감당해야 하므로 무리가 오기 쉽다.

이상과 같이 산후에 산모들이 몸이 여기저기 아픈 것은 인대와 힘줄이 약해진 상태에서, 또는 근력과 작업량의 상관관계에서 나온 것이지 찬기운에 노출되어서 생긴 산후풍은 아니다.

다행히 인대와 힘줄, 근육은 근력 운동으로 강하게 할 수 있으므로 평소에 근육 운동을 하여 근력을 키워 놓으면 임신이나 산후에 전신의 근육통이나 관절통을 덜 경험하게 될 것이다.

저리는 증상

지금까지는 임신부나 산모들에게서 발생할 수 있는 통증에 대해서 알아보았다. 일반적으로 사람들은 산후조리의 합병증 중에 통증과 저리는 증상을 구분하지 않는 편이다. 그러나 '저림'이라는 증상은 통증과 좀 다르다.

'저림'이라는 증상은 주로 어디에선가 신경이 눌리거나 당겨지는 식으로 자극을 받을 때에 생길 수 있고, 동맥경화 등으로 인해 혈관이 막혀서 혈액순환이 안 되는 곳에서 느낄 수 있는 증상이다. 때로 어깨에서 근육이나 힘줄의 통증이 손으로 뻗칠 때 저리는 증상이 생기기도 한다.

임신 중에는 손목의 저림이 자주 발생한다. 또한 산후에도 다른 이유로 이 증상이 더 잘 생긴다.

대체로 산모들의 나이에는 손목 부위에 혈액순환의 문제가 생기지 않는다. 그 정도로 혈액순환이 안 되려면 혈관이 극도로 수축하여 좁아지든지, 혹은 동맥경화로 막혀야 하는데 이런 일은 담배도 피우지 않는 젊은 여성의 나이에는 거의 불가능하기 때문이다.

산모들의 손 저림 증상은 주로 손으로 가는 신경에 문제가 생겼기 때문이다. 손에는 보통 3가닥의 신경이 내려온다. 이 중에서 저림의 가장 흔한 원인이 되는 신경은 가운데로 내려오는 '정중신경'이라고 할 수 있다.

정중신경 부위가 저린 증상은 임신 중에 흔한 것으로 알려져 있다. 증상은 주로 손

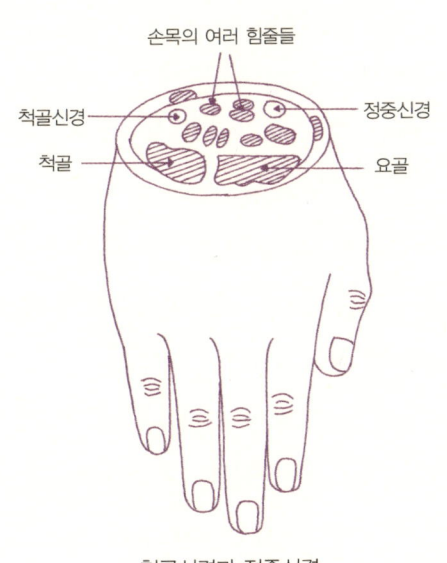

척골신경과 정중신경

가락이 저린 것인데, 특히 엄지 쪽 4개만 저리고 새끼손가락은 거의 저리지 않는 특징이 있다. 그리고 밤에 손이 저리면 깨어서 저림을 감소시키려 손을 털기도 한다. 만약 '척골신경'도 같이 문제가 있으면 다섯 손가락 모두 저릴 수 있다.

손목에는 두 개의 뼈 사이에 정중신경이 지나가는데 손목을 쓰는 일을 많이 하면 정중신경이 좁은 통로 안에서 주위 힘줄과의 마찰로 부어 오를 수 있다. 터널 속은 비좁은데 신경과 힘줄들이 부어오르면 서로를 누르게 되므로 신경이 조여서 신경통이 생기게 된다.

산모들은 임신 중에 복부가 앞으로 많이 돌출되므로 상체를 뒤로 젖혀서 중심을 잡게 된다. 상체를 뒤로 젖힌 후에는 중심을 잡으려고 다시 턱을 앞으로 과다하게 내미는 자세를 취하게 된다. 그 결과 척추의 배열이 큰 곡선을 그리고 뒤에서 앞쪽으로 휘면서 내려오게 된다.

결국 뒷목에서 나와서 팔로 가는 신경이 뒤로 많이 당겨지게 된다. 그 중에서 손목으로 가는 정중신경과 또 다른 신경인 척골신경이 당겨지면 손가락, 손목, 때로는 팔꿈치와 어깨까지 저림이 생기게 된다.

분만 후에는 다른 이유로 정중신경증후군이 생길 수 있다. 산모들이 기저귀를 짜거나, 설거지를 하거나, 아기를 안고 젖을 먹이는 일을 하게 되면 평소보다 손목을 많이 쓰거나, 손목에서 힘을 주고 버텨야 하는 경우가 많게 된다.

산후에 오는 손의 저림은 주로 손으로 오는 신경에 문제가 있어서 발생하는 것이지 찬바람을 쐬어서 발생하는 것은 아니다. 이는 막연한 산후풍의 증상이 아니므로 그에 맞추어서 미리 예방하거나 치료할 수 있다.

임신 중에 체형의 변화가 심해서 온 증상이라면 산후에는 호전될 것이다. 산후에 손목을 쓰는 일을 많이 해서 생기는 증상은 가능하면 손목을 쓰는 일을 줄임으로써 예방할 수 있다. 손목을 적게 쓰기 위한 자세는 이 책의 후반부에 설명하였다.

손발이 시리는 증상

산후풍의 대표적인 증상으로 산후에 무릎이나 손발이 시리고 찬바람이 들어오는 듯한 증상을 느끼는 경우가 많다. 그러나 이는 산후풍에 의한 증세도 아니고, 찬바람이 몸속으로 들어온 후 온몸을 돌아다니면서 일으킨 병도 아니다.

이는 바로 교감신경계의 과다한 작용의 결과일 뿐이다. 무릎이나 정강이, 또는 발이 시린 증세가 산후에 더 잘 생길 수는 있다. 그러나 이는 남녀노소를 불문하고 상당히 많은 사람들이 가지고 있는 비교적 흔히 있는 불편한 증상일 뿐이다.

● 땀구멍으로 찬기운이 들어가서 생긴 것이 아니다

피부의 어느 부분이 차고 시리다는 것은 국소적인 교감신경계의 기능이 과다해서 생긴 것이다. 만약 시린 느낌이 다른 질환으로 인한 증상이라면 그 부위를 덮혀서 뜨겁게 해도 시린 증세는 좋아지지 않을 것이다. 뜨겁다고 병이 나은 것이 아니기 때문이다.

그러나 뜨거운 물 속에 들어가서 피부의 온도가 올라가면 시린 느낌도 사라진다. 이는 피부가 정말로 차기 때문에 시린 느낌이 있었다는 것을 말해 준다.

그렇다고 찬바람을 쐬어서 냉기가 땀구멍을 타고 들어갔기 때문에 차가워진 것으로 보기는 매우 힘들다. 설혹 찬기운이 땀구멍으로 들어갔다 해도 몸을 한번 덥히고 나면 그 냉기가 없어지게 된다. 자연의 법칙상 일단 뜨거워진 기운이 다시 차가워질 수는 없다.

인체는 피부의 온도보다 더 낮은 온도에 접하면 차다고 느끼고, 반대로 피부의 온도보다 더 높은 온도에 접하면 따뜻하다고 느끼게 된다.

예를 들어서 엄마가 열이 나는 아기의 이마를 만져보면 열이 올라 있다고 느끼게 된다. 그러나 엄마의 손이 뜨거울 때는 아기의 이마를 만져도 열이 나는지 못 느끼게 된다. 반대로 엄마의 손이 차가울 때는 아기가 열이 없어도 이마가 뜨겁게 느껴져서 열이 있다고 생각하는 것과 같은 경우이다.

이와 흡사한 원리로 피부의 어느 부분이 다른 곳에 비해서 온도가 낮으면 그곳이 차다고 느끼게 된다.

피부의 온도가 내려가는 원인은 두 가지로 구분해 볼 수 있다. 한 경우는 정말로 체온이 내려가서 차가운 피가 피부의 혈관으로 흐르는 경우이다. 다른 한 경우는 체온은 정상인데 몸 안의 따뜻한 피가 피부로 흘러들어가지 않아서 피부의 온도만 낮아지는 경우이다. 대개 두 번째의 이유로 피부가 차가워진다.

피부의 혈관이 수축하여 피부에 혈액순환이 적어지게 되면 피부는 하얗게 변하고 차가워진다. 이때는 피부의 온도가 식어도 속에서 따뜻한 피를 빨리 날라오지 못하므로 피부는 차게 유지된다. 결국 피부에서 '시리다'고 느끼게 된다. 이 증세는 여름에도 생길 수 있다.

● 교감신경계의 과도한 기능의 결과이다

인체의 자율신경계에는 교감신경과 부교감신경이 있다. 두 계통은 서로 반대되는 기능을 하며 필요에 따라 몸의 장기들을 적당한 상태로 조절한다. 교감신경계는 주로 스트레스를 받거나 위기 상황에서 더 강하게 작동되고, 부교감신경계는 심신이 평안할 때 주로 작동된다.

교감신경들은 척추 옆에서 주위의 여러 신경들과 그물망처럼 조밀하게 연결되어 있다. 이 신경들은 국소적인 자극에 대해서도 반응을 하지만 혈액 속에 '아드레날린' 등과 같은 호르몬이 증가하면 전신적으로도 반응을 한다.

응급 상황이거나 스트레스를 받는 상황이 되면 전신의 교감신경계가 작동한다. 그로 인해 심장은 빨리 뛰고, 근육은 힘이 증가하여 위험에서 벗어날 준비를 하게 된다. 이때에 소화기나 내장의 다른 장기들은 급한 때에 중요한 기관인 심장과 근육으로 혈액을 더 보내주고 자신들은 잠시 기능이 감소한다.

피부도 응급시에 중요한 기관이 아니므로 혈액을 심장이나 근육으로 보내주고 자신은 혈액순환이 적어지게 된다. 그 결과 피부는 차가워지게 된다. 만약 교감신경계가 너무나 과도히 작동되면 피부는 더욱 싸늘하게 식어지고, 결국은 식은땀이 나기 시작한다.

전신적으로 작용하는 교감신경계는 때로 그 기능이 너무 강해서 문제가 되는 경우가 자주 있다. 놀란 후 가슴이 너무 뛴다거나, 신경 쓸 일이 생긴 후 소화가 안 되고 잠이 안 온다거나 하는 증상들은 전신적인 증상이다.

교감신경의 반응은 온몸에서 일어나기도 하지만, 신경의 일부분만 자극을 받은 경우에는 좁은 곳에서만 반응이 나타난다. 이때는 해당되는 피부의 온도가 떨어지고 식은땀이 증가하며 때로 통증, 화끈거림 등이 나타날 수도 있다.

피부의 일부분에서만 교감신경의 기능이 강한 경우는 많이 있다. 피부의 혈관이 수축하면 추운 곳에서 찬기운을 더 강하게 느낀다. 때로 시리고 고통스럽게 느끼게 된다. 결국 피부의 온도가 떨어진 사람은 점차 찬 곳을 싫어하게 된다.

이런 사람을 진찰해 보면 피부가 시리다고 호소하는 곳은 항상 차갑게 만져진다. 즉, 피부의 온도가 다른 곳보다 떨어져 있다는 것이다. 어떤 사람들은 한쪽이 더 시리다고 호소한다. 이런 사람들을 적외선 체열측정(digital infrared thermal imaging system)을 통해서 피부의 온도를 조사해 본 연구는 많다. 연구 결과 양측의 발에서 평균 2~3℃ 정도 온도 차이는 비교적 흔하게 나타나고 있다.

손이 시리고, 손바닥에서 항상 땀이 나서 고생하는 사람들은 의외로 많은 편이다. 이런 사람들은 남녀노소를 막론하고 어느 인구 집단에도 존재한다. 이런 사람들의 경우 겨드랑이의 2, 3번 흉부교감신경을 차단하면 즉시 손이 따뜻해지고, 땀이 마르게 된다. 같은 원리로 발이 차고 땀이 많이 나는 경우도 요추교감신경 절제술을 통하여 극적으로 증세가 호전될 수 있다.

이는 손발이 차고 시린 증상이 교감신경계의 기능 과다로 인한다는 것을 단적으로 나타내주는 좋은 증거이다.

그러면 국소적인 교감신경계의 이상은 왜 오는 것일까? 여기에는 몇 가지 원인이 가능하다.

먼저 교감신경의 활동이 증가한 것은 교감신경이 가벼운 손상을 입은 경우에 가능하다. 교감신경도 여러 가지 이유로 손상을 입거나 활동이 증가할 수 있다. 이 경우 적당한 순간이 아닌데도 마구 활동하여 피부를 차게 한다. 교감신경이 다친 경우는 시린 증세뿐만 아니라 화끈거림, 저리고 아픈 통증도 일으킬 수 있다.

교감신경 근처의 다른 신경이 다쳐도 교감신경계 증상이 나타날 수 있다. 이는 교감신경이 다른 감각신경들과 서로 긴밀하게 연결이 되어 있기 때문이다. 감각신경이 눌리거나, 당겨지거나, 염증, 혈액순환 장애, 육체적 스트레스, 때로는 원인을 알 수 없는 이유로 인해 자극을 받으면 이는 척수반사로를 타고 올라가서 주위의 교감신경에까지 영향을 미칠 가능성이 있다. 이 경우 교감신경은 쓸데없이 흥분되어서 피부를 차게 할 수 있다.

피부가 시린 사람의 대부분은 교감신경의 손상에 의한 통증 같은 것은 거의 없는 편이다. 이를 보면 피부가 차가워지는 것은 교감신경 자신의 문제보다는 다른 신경이 자극받은 것에 대한 반응일 가능성이 더 높다.

무릎이 차고 시린 사람들 중에 요통을 호소하는 사람들이 많은 경향이 있는데, 이는 위의 가설과 관계가 있다고 볼 수 있다. 디스크나 척추 협착증에 의한 신경통이 있는 경우도 환자에 따라서는 다리가 저리고, 아픈 증세와 함께 시림이나 후끈거림을 호소하기도 한다.

위에서 피부 시림의 원인 분석은 아직 추정이며, 향후 더 많은 연구가 필요하다고 할 수 있겠다.

피부 시림이 산후에 더 흔한 이유에 대해서는 현재까지 연구된 것이 거의 없는 것 같다. 그러나 분만의 과정을 자세히 관찰해 보면 어느 정도 타당성 있는 원인을 추정해 볼 수 있다.

산모는 분만을 위해서 오랜 시간 누워서 산고를 겪게 되는데, 이때에 교감신경망이 눌릴 가능성이 높다. 보통 산모들은 만삭이 되면 똑바로 하늘을 보고 눕기가 매우 힘들다. 이는 자궁이 복부의 큰 동맥을 내리 눌러서 다리 쪽으로 통하는 혈관에 순환장애가 생기기 때문이다.

증상은 배가 아프고, 허리가 아프고, 숨이 차고, 어지러울 수도 있다. 만삭이 다가오면 임신부들은 이 자세가 매우 불편하기 때문에 절대로 똑바로 눕지 않는다. 소파에 비스듬히 기대는 경우에는 잠시 바른 자세를 취할 수도 있다. 만약에 어쩔 수 없이 바로 누워야 할 경우가 생긴다면 잠깐 동안만 이 자세를 하고 힘이 들므로 곧 다시 자세를 변경한다.

그러나 분만을 위해서는 몇 시간 동안이나 똑바로 누워서 버텨야 한다. 그것도 가만히 있는 것이 아니고 분만을 위해서 힘을 주고, 몸을 사방으로 틀고, 척추를 짓누르듯이 하면서 누워있는 것이다.

자궁의 수축이 와서 딱딱해질 때는 산모도 아기를 빨리 낳으려고 최대한 강하게 힘을 주게 되므로 이 순간에 자궁이 척추 부위를 누르는 힘은 매우 강할 수 있다. 다리로 가는 감각신경과 교감신경계는 허리의 척추 바로 앞과 측면에서 넓게 서로 연결되어 있다. 분만 중에는 이 신경들이 무겁고 딱딱해진 자궁에 의해서 눌려서 손상 받을 가능성이 있다.

또 드물기는 하지만 커진 자궁이 척추의 신경들을 너무 강하게 손상시켜서 신경이 마비되고, 다리를 움직일 수 없는 경우가 외국에서 종종 보고되고 있다.

내가 조사한 바로는 산후의 무릎, 발 시림이 발생하는 시점은 분만 당일부터 몇 달 후까지 매우 다양했다.

이러한 경우를 통해서 분만 중의 손상은 교감신경계의 오작동을 가져오기에 충분하다고 추정해 볼 수 있다. 이 손상이 비교적 큰 사람은 분만 직후에 피부의 온도가 식어지고 그 결과 찬바람이 싫어지는 것이라 추정된다. 또한 이 손상이 적었던 사람은 후에 아기를 돌보는 과정에서 허리에 무리가 되는 일이 자주 발생하다 보니 전에 받은 손상이 악화되어 드디어 증상이 발생한 것으로 추정된다.

임신 중 천장관절이 늘어지는 것도 피부 냉감의 원인이 될 수 있을 것으로 보인다. 허리 근처 인대의 손상은 척수반사로를 통해서 다리 쪽으로 신경통을 일으킬 수 있는데, 이 경우에도 교감신경계가 자극을 받아서 피부의 시림이 올 가능성을 고려해 볼 수 있다.

물론 다른 연령대, 또는 남성들에게서도 발이나 무릎이 시린 증상이 상당히 많이 나타난다. 그러나 특히 분만 후에는 위와 같은 이유로 무릎이나 발의 시림이 더 많이 생기는 것으로 추정하고 있다.

이러한 산후 발 시림의 원인 분석은 아직 추론일 뿐이다. 아직 이에 대한 연구가 거의 없는 편이므로 향후 더 많은 연구가 필요하다고 할 수 있겠다.

2장

우리나라 전통식 산후조리의 좋은 점

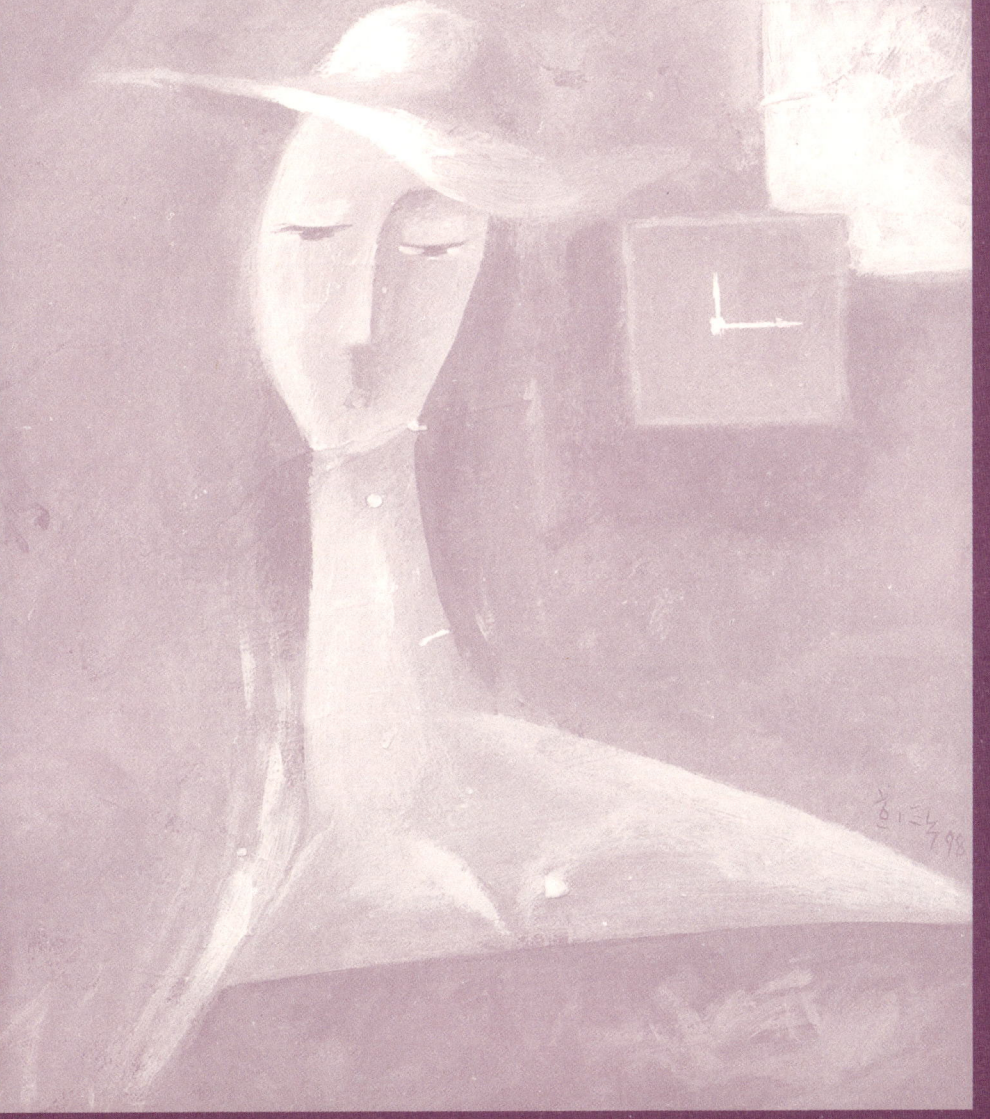

2장 우리나라 전통식 산후조리의 좋은 점

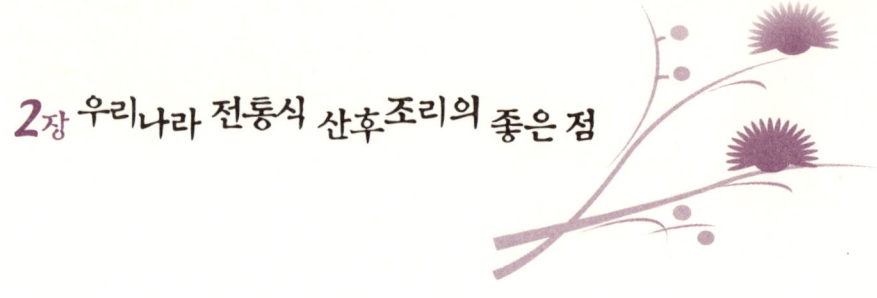

❁ 산후에 몸을 따뜻하게 한다

산모들은 분만 직후에 한기를 자주 느낀다. 이는 여러 가지 이유 때문인데, 분만 도중에 몸을 노출했었고, 양수에 몸이 젖은 것도 원인이 된다. 또한 분만 후에 절개했던 회음부를 봉합하느라 10분 이상 몸을 식히며 누워있는 것도 체온을 더 떨어지게 한다.

회음 절개란 아기의 머리가 마지막으로 질을 빠져나올 때 질이 여러 방향으로 찢어지는 것을 막기 위해서 일부러 한곳을 찢어주는 것이다. 그렇게 하면 출혈도 최대한으로 줄일 수 있고, 산모의 질도 심한 손상을 받지 않게 되며, 아기의 머리도 많은 압박을 받지 않을 수 있다.

절개를 한 곳은 아기를 분만한 후 곧바로 다시 깨끗하게 봉합하여 원래대로 회복시킨다. 산모들은 거의 일주일 정도는 회음 절개 부위가 아파서 불편해 하는데, 산후에 몸을 따뜻하게 하면 이 상처 부위에 혈액순환이 좋아지고 회복도 촉진될 수 있다.

회음 절개는 좋은 시술이지만, 봉합하는 동안에 지친 산모의 몸을 좀더 싸늘하게 식어지게 한다.

그 외에 분만으로 인해 전신의 근육이 탈진한 상태에서 긴장이 풀린 것도 한기를 더 느끼게 할 수 있다.

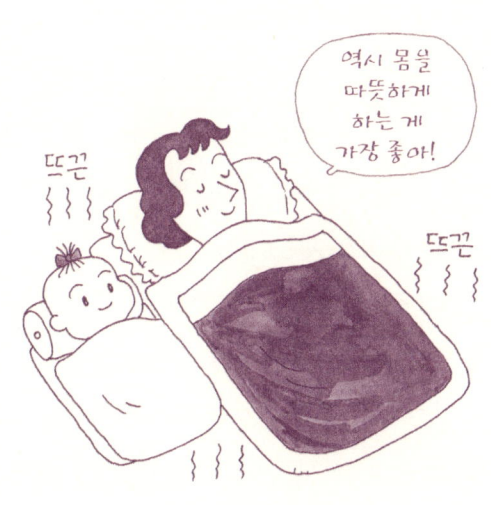

여러 가지 이유로 떨리고, 지치고, 부서진 몸으로 산모는 따뜻한 이불 속을 그리게 된다. 이때에 일시적이나마 깊은 수면과 온전한 휴식을 취할 수 있다는 것은 산모에게 많은 도움이 되는 것이다. 산후의 따뜻한 휴식은 산모의 몸과 마음을 편하게 해주고, 잔뜩 긴장하고 굳었던 근육들도 이완되게 해준다.

산후에 몸을 따뜻하게 하는 것은 자궁의 회복에도 도움이 된다. 자궁 속에 아직 고여 있는 태반의 찌꺼기와 기타 부산물들의 배출에도 도움이 될 것으로 추정된다.

산모들을 따뜻하게 하는 것은 동남아시아의 여러 나라들에서도 어느 정도 관습이 되어 있다. 최근에는 미국에서도 동양의 전통적 방법들을 좋게 보고 산모를 따뜻하게 해주는 것이 좋다고 생각하는 사람들이 늘고 있는 추세이다.

🌸 산모가 일을 하지 않게 한다

임신과 출산 후에 산모의 인대는 강도가 매우 약해져 있다는 사실을 이미 앞에서 자세히 설명하였다. 이는 임신 중에 분비되는 여러 가지 호르몬들의 작용 때문이다.

임신 중 배가 많이 나오면 몸이 중심을 잡기 위해서 체형이 많이 변하게 된다. 호르몬들은 이때에 필요한 인대들을 적당히 늘어나게 해주어서 산모들의 몸이 임신에 적응을 할 수 있도록 도와준다. 또한 분만을 할 때에도 호르몬의 작용으로 골반의 둘레가 넓어져서 태아가 잘 빠져나오게 하는 중요한 기능을 가지고 있다.

그런데 문제는 이 호르몬들의 작용으로 인대가 유연해지는 것은 좋으나 다른 관절의 인대들 또한 약해져서 늘어지는 손상을 받기가 쉽다는 것이다.

인대의 강도가 완전히 회복되려면 산후 6개월 이상의 기간이 걸릴 수도 있는데, 이때 무거운 물건을 들거나 무리하게 힘을 주어서 일을 하게 되면 관절의 결합조직들은 늘어나 손상을 받을 수 있다.

그러므로 삼칠일이라는 기간 동안 산모들을 일에서 해방시켜 준 것은 손상을 줄이는 효과가 있었다.

만약 전통 한의학에서 이런 산후조리 기간을 강조하지 않았다면 산모들은 아무런 보호장치 없이 부엌으로 떠밀리게 되었을 것이다.

❀ 찬바람을 피하게 한다

"바람 들어 올라, 얼른 문 닫아라."

산모가 누워있는 방에서 어른들이 주로 하는 말이다. 우리나라에서 산모는 여름이고 겨울이고 따뜻한 방에서 땀을 흘려야만 몸이 회복되는 것으로 알고 이를 철저히 지키고 있다.

과거 우리나라의 서민들은 농업을 주로 하고 살았으며, 언제나 가난한 편이었다. 농가의 여자들은 언제나 집안 살림과 농사일을 겸해야 했고, 밭에 나간 남편과 품앗이 일꾼들의 음식을 해서 날라야 했다.

밭을 매다가 아기를 낳았다는 경우나, 아침에 아기를 낳아서 눕혀 놓고는 바로 일어나 새참을 만들어 밭으로 나갔다는 어른들도 많이 있다. 그만큼 조상들은 가난했고, 생존을 위한 노력은 눈물겨웠다.

그런데 우리의 전통 가옥은 외풍이 세고 뜨거운 물을 쓰기도 쉽지 않은 구조였다. 부엌은 언제나 추웠다. 심한 경우에는 온갖 구멍으로 황소바람이 들어와서 몸을 웅크리기 일쑤였다. 그래서 부엌일을 하려면 언제나 손을 '호호' 불어가면서 하거나, 가마솥의 뜨거운 물을 퍼서 섞어가면서 해야 했다.

이러한 환경에서 찬바람과 찬물을 삼칠일간 금지시킨 것은 산모들에게 커다란 도움이 된 것이다. 이는 결국 추운 부엌으로 나가지 않아도 되고, 찬물을 만져야 하는 부엌일을 중단해도 된다는 것을 의미했다. 그래서 산모들은 일시적이나마 부엌일에서 '합법적으로' 해방될 수 있었다.

물론 처음에 이러한 관습이 생긴 데에는 이유가 있었을 것이다. 산후에는 몸이 시린 증세가 자주 발생하고, 특히 찬바람을 쐬면 이 증세가 더해지므로 산모에게 찬바람을 금지시켰을 가능성이 크다.

그나마 이도 부유한 집에서나 가능했지, 가난한 농부의 아낙네들에게는 어림도 없는 관습이었다. 그렇다 할지라도 '삼칠일 산후조리' 기간에 산모에게 찬물과 찬바람을 금지시키려 한 관습은 많은 산모들을 고통과 손상으로부터 보호해 주는 안전장치였던 셈이다.

❀ 따뜻한 미역국을 먹는다

우리나라에선 산모가 몸을 풀면 그날로부터 수주일, 혹은 더 오랜 기간 동안 미역국을 주로 한 식생활로 전환하게 된다.

미역에는 알긴산이란 섬유질이 많아서 충분히 섭취하면 변이 묽어지므로 변비와 치질에 도움이 된다. 산모는 회음 절개 부위가 아프고, 태아를 분만한 후에 배가 헐렁해져서 변을 볼 때 힘을 주기가 힘들다. 미역은 변을 보기 쉽게 해주므로 산모가 편해진다.

또한 미역에는 칼슘도 많아서 젖을 통해 아기에게 넘어가는 만큼의 칼슘을 공급받기도 쉬우니 산후에 골이 약해지는 것을 어느 정도 예방할 수 있다.

산모는 소변과 땀으로 수분과 염분의 소실도 많아지고 그 결과 체내에 불균형이 올 수도 있다. 이때에 미역국이 산모의 수분 섭취와 염분의 균형을 맞추는 데 도움이 된다. 미역국의 충분한 수분은 젖을 나오게 하는 데에도 도움을 준다.

이와 더불어 질기고 딱딱한 음식을 금한 것도 산모의 이를 보호하기

엔 좋은 방법이라고 할 수 있다. 임신 중에는 호르몬의 변화와 구강 위생의 곤란함으로 인해 잇몸에 염증이 잘 생긴다. 임신 중이나 산후조리 기간 중에 조심을 하지 않아서 잇몸을 상하게 되면 이가 몇 개 정도 소실될 수도 있다.

 아프리카나 인도의 다산한 여자들 중에는 이가 많이 빠져서 남은 것이 거의 없는 경우를 종종 볼 수 있다. 그러므로 이때 이를 보호하기 위해서 딱딱하거나 질긴 음식을 금한 것도 어느 정도는 사려 깊은 행동이었다.

❀ 삼칠일의 금기일을 두었다

 예로부터 우리 조상들은 집안에 새로운 생명이 탄생하면 삼칠일이라고 해서 21일간 여러 가지를 조심하고 단속하였다. 우선 이 기간에는 집에서 닭고기, 개고기, 돼지고기 등을 먹어서는 안 되며, 상가(喪家) 음식은 부정 탄다고 해서 집안에 들여오지도 못하도록 하였다.

 그리고 산모와 아기를 사람들이 들여다보지 못하도록 외부인의 방문을 차단하였다. 특히 부정한 곳에 다녀온 사람이나 아픈 사람의 출입은 절대로 금하였다.

 그뿐만이 아니었다. 이 기간에 산모가 지켜야 할 금기도 많았다. 그 중에서 3주 동안 목욕을 금한 것도 비교적 합리적인 방법이라 하겠다.

 분만 후에는 자궁 내에서 태반이 떨어져 나간 자리가 생긴다. 이 부위가 다 아물기 전까지는 분비물이 진물처럼 계속 흐르는데 이를 '오로

(lochia)'라고 한다. 태반이 떨어진 자리가 다 낫기 전에 오염된 물이나 균이 자궁으로 들어가면 이곳에 염증이 생길 수 있다.

또한 과거에는 회음 절개가 없었으니 분만 후 산도가 엉성하게 파열 되거나 많은 손상을 입은 상태였다. 이 상태로 물 속에 담그고 목욕을 하면 역시 산도에 염증이 생길 가능성이 증가한다.

게다가 우리나라의 가옥구조상 외풍이 세었기 때문에 봄, 가을, 겨울 에 분만한 산모는 목욕을 하기 위해서 어쩔 수 없이 찬공기에 노출될 수 밖에 없었다. 목욕 중 찬공기가 싫어서 따뜻한 물 속에 몸을 담그면 자 궁이나 산도로 오염된 물이 들어가기는 매우 쉬워진다.

결과적으로 염증이 잘 생기게 되는 것이다. 항생제가 발달되지 않았 던 과거에 미생물에 의한 자궁의 심부의 염증은 매우 위험한 것이었다.

그런데 분만 후 3주 정도면 자궁 내에서 모든 표피세포의 재생이 완 료되어 세균의 침입이 어려워진다. 이때쯤이면 자궁경부와 질 부위의 손상도 다 아물게 되어 염증의 발생을 막을 수 있다. 그러므로 산모들에 게 3주 정도 목욕을 금한 것은 지혜로운 방법이었다.

특히 삼칠일의 금기 중에서 점수를 줄 만한 것은, 외부인의 출입을 금 지시키고 산모와 아기도 외출을 금한 것이다. 이는 산모와 아기를 감염 으로부터 지키기 위한 전통이다.

감기나 장염, 폐렴, 기타 온갖 전염병들은 사람들 간의 접촉을 통해서 옮겨진다. 산모의 건강문제는 혼자만의 문제가 아니고 아기의 건강과 직결되므로 산후조리 기간 동안 산모의 행동은 중요한 것이다. 산모가 감기나 장염 등의 질환에 걸리면 이는 아기에게 전염될 가능성이 매우 높게 된다.

영아들이 너무 어린 때에 감염질환에 걸리는 것은 건강에 상당한 위협이 된다. 이때에는 별것 아닌 바이러스나 세균에 의해서도 심각한 부작용이 생기거나, 사망의 위험에 직면할 수도 있기 때문이다.

산후기간에는 산모의 체력도 약하므로 다른 때보다 더 많은 문제가 발생할 수도 있다. 우리 조상들은 이 기간에 조심하지 않으면 문제가 많이 발생한다는 것을 경험적으로 알게 된 것 같다. 이 기간 중에 산모를 외부로부터 격리시키는 처방은 생존을 위한 중요한 결정이었다.

3장

우리나라 전통식 산후조리의 문제점

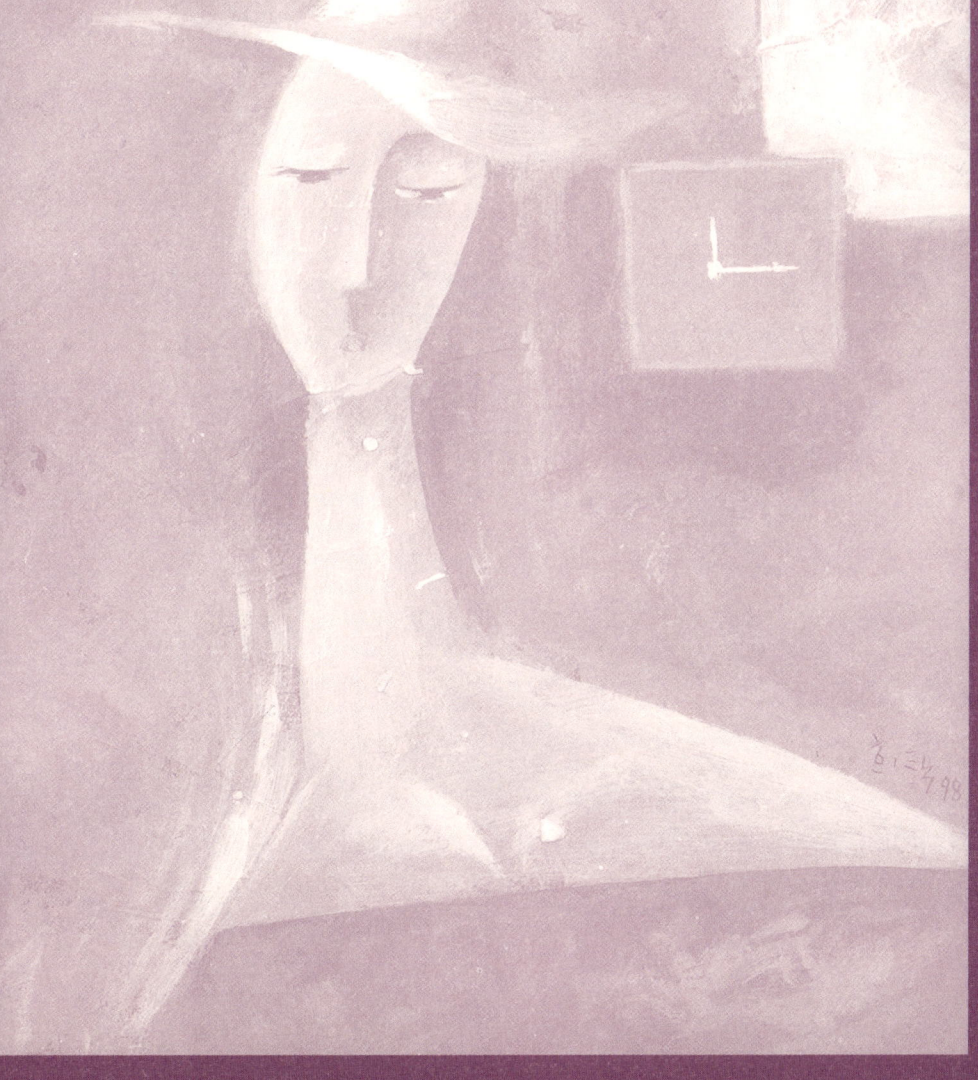

3장 우리나라 전통식 산후조리의 문제점

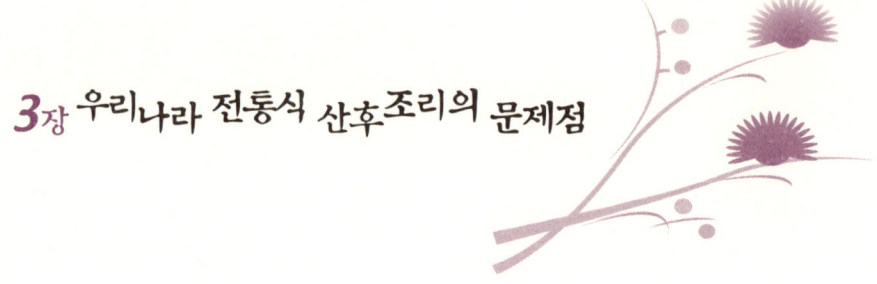

❀ 산모를 괴롭히는 전통적 산후조리

20대 후반의 임산부 김영희 씨는 3월에 첫 출산을 앞두고 있었다. 그녀는 임신한 이후부터 주변 사람들을 통해서 '산후조리를 잘해야 한다'는 말을 종종 들어왔다. 특히 출산 경험이 있는 여자들은 지나치리 만큼 강조하고 또 강조했다. 그녀들의 이야기는 한마디로 '산후조리 잘 못하면 평생 고생한다' 는 것이었다.

김영희 씨는 출산 전부터 산후조리에 대해 막연한 걱정이 생기기 시작했다. 도대체 산후조리를 어떻게 해야 한단 말인가. 여러 사람들에게 물어보았지만 누구도 확신있게 설명해 주지 못했다.

그 내용은 주로 산후조리 기간엔 몸을 뜨겁게 하고, 절대로 찬물이나 찬바람을 쏘이면 안 된다는 것, 만약 함부로 찬기운에 노출되면 후에 '산후풍' 이라는 합병증이 생겨서 평생 고생할 수 있다는 것들이었다.

점점 만삭이 되어가는 그녀는 분만에 대한 두려움과 아기를 보고 싶은 마음, 산후조리에 대한 막막함으로 머릿속이 복잡했다. 그러나 그녀는 산후조리 때문에 평생을 고생하며 살고 싶지 않았다. 그녀는 산후조리를 잘해서 산후풍 없는 삶을 살고 싶었다. 그러려면 누군가의 도움이 필요했다. 그녀는 친정어머니의 간병을 받든지, 산후조리원으로 가야겠다고 마음먹게 되었다.

그러나 출산일이 다가오면서 결국 친정어머니를 택하게 되었다. 비용 문제도 있었지만 전통적인 산후조리 방법에 대한 믿음으로 친정어머니 쪽으로 마음이 움직이는 것은 어쩔 수 없었다.

사실 김영희 씨는 자신의 어머니를 철저히 신뢰하고 있었다. 그녀의 어머니는 평소에도 산후조리에 관한 해박한 지식을 자랑삼아 말한 적이 자주 있었다. 그런 어머니한테 자신을 맡길 생각을 하니 안심이 되었다. 어머니의 전통적인 방식을 따르면 완벽한 산후조리를 할 수 있을 것이라는 믿음이 생겼다.

병원에서 퇴원한 김영희 씨가 친정에 도착했을 때엔 아니나 다를까 이미 그녀의 어머니가 딸의 산후조리를 위한 만반의 준비를 갖추어 놓고 있었다. 특히 자신이 있을 방은 절절 끓게 덥혀놓은 상태였다.

그녀는 더운 방 안에서 내복까지 입고 있으려니 매우 갑갑했지만 무시무시한(?) 전설 속의 '산후풍'에 걸리기는 더욱 싫었다. 그래서 어머니가 그토록 강조하는 삼칠일, 즉 3주를 어떻게든 참아보자고 마음먹었다.

"산모가 찬바람을 쐬면 평생 고생해. 늙어서 고생하고 싶지 않으면 절대로 맨살을 공기에 노출시키지 마라."

그녀는 어머니의 계속되는 성화에 양말까지 신은 채 두꺼운 이불을 덮고 누웠다. 따뜻한 이불 속에 누우니 몹시 지치고 긴장해 있던 몸에서 피로가 눈 녹듯이 풀리는 듯 했다. 귀여운 아기의 얼굴을 들여다보니 마음에 행복감이 몰려왔다. 친정어머니의 따뜻한 간호로 마음마저 편해지니 어느새 밀려오는 잠 속으로 빠져 들어갔다.

그러나 그런 평화로움과 안락함은 그리 오래 가지 않았다. 잠에서 깨어나니 몸이 덥고 갑갑하다는 생각이 갑자기 몰려오기 시작했다. 평소와 같이 발을 내놓고 몸을 식히려 하였다. 그러나 이제 그녀는 산모라서 어떠한 행동도 함부로 할 수 없다는 생각으로 주춤했다.

몸은 점점 더워지고, 온몸이 땀으로 젖으면서 내복이 축축해오기 시작했다. 너무나 답답해서 도저히 견디기 힘들다고 생각하는 순간 '아 이것이 바로 산후조리구나' 하는 실감이 났다. 그제야 산후조리가 결코 쉬운 일이 아니겠다는 생각이 들기 시작했다.

그녀는 견디다 못해 잠시 이불을 젖히고 숨을 돌려야겠다고 생각했다. 그런데 그때마다 그녀의 어머니가 큰일이라도 나는 듯 호들갑을 떨며 달려 와 이불을 덮어 주었다.

"얘가 큰일 내려고 그러네. 나중에 병원을 얼마나 들락거리면서 살려고 그러니?"

그녀의 어머니의 말인즉, '덥혀진 몸은 땀구멍이 열려있어서 이때에 몸을 바깥에 내 놓으면 찬공기가 몸속으로 들어간다는 것' 이었다. 어머니의 '산후풍' 에 대한 경고는 그녀로 하여금 다시 두려움을 상기시켰다. 혹 어머니의 말대로 하지 않았다가 산후풍으로 시달리게 되는 것은 결코 그녀가 바라는 바가 아니었다.

다시 이불 속에서 참고 있자니 이제는 이불마저 땀으로 축축이 젖어

갔고, 얼굴과 전신에 흐르는 땀을 수건으로 연신 닦아내야만 했다.

이런 식으로 며칠을 보내고 나니 목과 엉덩이 주위가 조금씩 가렵고 따가워 오기 시작했다. 그러더니 급기야는 피부 전체가 다 가려웠다. 땀띠가 전신에 퍼진 것이었다.

그렇다고 마음껏 씻을 수도 없었다. 어머니의 지침에 따라주려면 최소한 21일 동안은 목욕을 하지 않아야 했다. 외출은 생각도 할 수 없었다. 그녀가 며칠 만에 깨달은 것은 '산후조리는 바로 감옥생활'이나 다름없다는 것이었다.

시간이 지나면서 그녀는 축축하고 땀내 나는

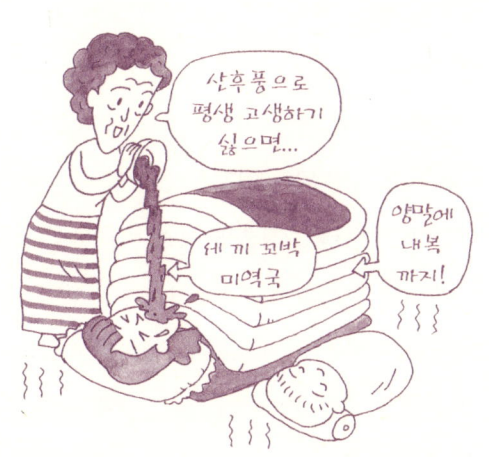

이불 속이 아닌 다른 곳을 기웃거리게 되었다. 어떤 때는 어머니의 성화에도 아랑곳없이 거실 소파에 앉아있기도 하고, 일회용 기저귀가 떨어져서 슈퍼에 가야 한다는 핑계로 문 밖으로 나가기도 하였다.

그녀를 고역스럽게 한 것은 음식에 있어서도 마찬가지였다. 그녀는 산후조리 기간 내내 세 끼 꼬박 미역국만 먹어야 했다. 땀을 많이 흘려서 그런지 목도 마르고 미역국은 그런 대로 먹을 만하였다.

문제는 다른 음식을 마음대로 먹을 수 없다는 거였다. 김치도 고춧가루 양념은 자극적이어서 안 된다고 해서 백김치만 먹어야 했다. 사과 같은 과일도 딱딱해서 이를 상하게 한다고 하여 먹을 수가 없었다. 가끔

시원한 냉면이 먹고 싶고 음료수나 싱싱한 샐러드 생각이 났지만 참을 수밖에 없었다.

김영희 씨는 어떻게든지 삼칠일을 잘 지켜서 산후조리를 완벽하게 해 보고 싶었다. 그러나 자신도 모르게 금기사항을 한두 가지씩 어기고 있었다. 그럴 때마다 자신의 부족한 인내심을 자책하며, 혹 그러다가 몸을 망쳐서 평생 고생하게 되는 건 아닐까 하는 두려움을 떨쳐버릴 수 없었다.

아마도 그녀는 잘 지내다가도 어느 날 자신의 몸 어딘가에 작은 통증이라도 느끼게 되면 이때의 실수를 떠올리게 될 것이다.

'그때 어머니가 외출한 사이에 덥다고 창문을 열고 바람을 쐰 것이 원인일거야. 틀림없어.'

'그때 슈퍼에만 가지 않았더라면……'

그러면서 나이가 들어 그녀가 어머니의 나이가 되었을 때엔, 자신의 딸이나 혹 주변의 산모들에게 산후조리의 중요성에 대하여 침을 튀기며 강조할 것이다.

"나 봐, 그때 산후조리를 잘못해서 지금까지 고생이잖아. 산후풍이 우리나라 여자들 다 잡는다니까!"

❀ 전통이나 관습만이 해답은 아니다

앞의 김영희 씨의 사례에서처럼 상당수의 산모들이 한두 가지씩은 산후조리의 금기사항을 어기게 된다는 걸 알 수 있다. 모든 금기사항을 완벽하게 지키기가 얼마나 어려운지는 겪어 본 사람만이 알 수 있다. 그만큼 우리의 전통적 산후조리 방식은 지키기가 어렵다는 것을 의미한다.

원래 '산후조리'란 용어는 우리나라를 비롯해 중국과 일본 세 나라 이외에는 존재하지 않는다. 특히 우리나라와 중국에서 오랫동안 굳어진 특징적인 방식을 가지고 이를 지키려고 노력하는 경향이 있다.

그렇다면 우리는 오랜 세월 철칙처럼 전해내려 온 관습적, 전통적 산후조리 방식을 계속 고수해야 할 것인가를 지금쯤은 분명하게 짚고 넘어가야 하지 않을까. 산후조리의 중요성이 강조되는 만큼 그 효과에 대해서도 검증의 과정은 필요하리라 본다.

우리나라의 서민들은 역사적으로 오랜 기간 농업을 하며 가난하게 살아왔다. 여자들은 집안에서 자녀를 돌보고 시부모를 봉양하였으며, 필요에 따라 밭에 나가서 일하는 남편을 돕고, 하루 2~3회 식사와 중간에 새참까지 해서 날라야 했다.

그들은 늘 바쁘게 일해야만 근근이 끼니를 이어갈 수 있었다. 이렇게 가난한 농경사회에서는 여자들이 아기를 낳아도 단 일주일이라도 마음 편히 산후조리 기간을 갖는다는 것은 현실적으로 매우 힘들었다.

산후조리는 예로부터 주로 친정어머니나 시어머니의 도움을 받아왔다. 그런데 우리나라의 노인들은 일평생 밭일과 논일을 하느라 퇴행성 관절염이나 요통 환자가 많았다. 아픈 무릎이나 허리를 두드려가며 산후조리를 도와주는 어른들을 보면서 산모의 마음이 편할 리 없었다.

게다가 평균 수명이 매우 낮아서 산후조리를 해줄 마땅한 친정어머니나 시어머니가 없던 사람들도 많았다. 그래서 이런저런 이유로 상당수의 우리나라 산모들은 변변한 회복기간을 갖지 못하고 곧 다시 부엌으로 들어가야 했다.

그걸 보며 가부장적인 관습에 젖은 우리나라의 남편들이 부인을 돕기 위해 소매를 걷어붙이는 것도 쉽지 않았다. 간혹 주위의 비아냥거림을 감수하며 집안일을 돕는 남편이 있다 하더라도 그걸 지켜보는 산모의 마음은 역시 편안치가 않다.

어쩌다 자녀를 많이 낳은 사람은 맨 위의 아이에게 잠시 부엌일을 맡기기도 하였으나 심신이 모두 편안히 쉬는 제대로 된 휴식을 가진다는 것은 매우 어려웠다.

결국 산모들은 가정이란 시스템을 잘 돌아가게 하기 위해서 좀더 휴식을 취하자는 몸의 외침을 무시하며 힘든 몸을 이끌고 일어나야만 했다. 여자가 산후 며칠도 안 지나 집안 살림에 매달려도 대부분의 남편들은 이를 모른 척했다. 어쩌다 측은한 마음에 아내를 도와 아기의 젖은 기저귀라도 빨아줄라치면 어김없이 뒤에서 이런 목소리가 날아왔.

"쯧쯧, 못난 놈 같으니라고! 내가 저를 어떻게 키웠는데 유난을 떨기는… 남들 다 안 낳는 애를 지 마누라만 낳았남, 저리 수선을 떨게."

그러므로 산모를 제대로 도와주지는 못할지라도 방이나마 뜨겁게 덥혀주는 것은 주변에서 산모에게 베풀 수 있는 최대한의 친절이었다.

서민들은 가진 돈도 별로 없었다. 그런 농민들에게 미역은 값도 비쌌을 뿐더러 사먹기가 쉽지 않았다. 그렇기 때문에 미역국은 명절에나 먹는 비교적 고급 음식이었다.

산모를 특별히 돌보아 주는 것은 대부분의 나라에서 공통적인 관습이다. 이는 아마 남자들이 할 수 없는 일을 산모 혼자서 생명의 위험을 감당하며 10개월이나 고생하여 자신의 아이를 낳아준 것에 대한 남자들의 최소한의 미안함과 고마움의 표현일 것이다.

우리의 조상들 역시 산모에게 좋은 음식과 찬으로 대접하고 싶었을 것이다. 보리밥이나 잡곡밥이 주식이었던 그들에게 가장 좋은 곡식은 역시 흰쌀밥이었으며, 미역국 또한 귀하고 정성이 들어간 국이었다. 조선시대에는 왕에게 바치는 진상품 중에 미역이 섞여 있었다는 것만 보아도 예전에는 미역이 결코 싸고 흔한 음식이 아니었음을 알 수 있다.

그런데 산모에게 미역을 먹였다는 것은 미역이 가진 영양학적 가치 때문이라기보다는, 산후조리 기간만은 산모들에게 평소 먹지 못하던 좋은 음식을 양껏 먹게 하고픈 마음이 반영되었을 거라고 추정된다.

그 결과 산모에게 세 끼 모두 미역국으로 대접하게 되었을 가능성이 있다. 다른 음식은 어차피 산후조리가 끝나면 계속 먹어야 하므로 산후조리기간만이라도 좋은 음식으로만 배를 채우라는 특별대우가 오늘날까지 이어지는 것으로 생각된다.

그러다 보니 오늘날 '산모와 미역국'의 전통을 확대 해석하게 되었던 것이다. 사람들은 미역국이 산모에게 젖을 잘 나오게 하기 때문에 그런 관습이 생긴 것이라고 말한다. 그러나 그 이유보다는 미역국을 먹는 관습이 생기고 난 후에 '젖을 잘 나오게 하는 음식'이란 좋은 이유가 생겼을 것이다.

왜냐하면 미역국을 전혀 먹지 않고 다른 음식만 먹어도 젖은 잘 나오기 때문이다. 더욱이 미역국을 전혀 먹지 않는 세계의 어느 나라 산모도 젖이 안 나와서 자신의 아기들을 못 키우는 경우는 없기 때문이다.

우리의 산후조리 방식은 역사적으로 우리의 사회 여건에서 우리만의 여러 가지 복합적인 요인에 의해서 형성되고 이어 내려온 방식이다. 즉,

우리의 특징적인 의식주 생활을 살아가는 가운데 우리의 특징적인 방식이 일반화되어서 내려온 것이다. 이는 유일하게 중국만 비슷하고 다른 나라와는 매우 다른 방식이 되었다.

그러나 지금은 과거와 비교해서 우리의 생활의 모든 면이 너무나 달라졌다. 우리 생활의 많은 관습이 더 과학적으로 변하고, 세계의 다른 나라들과 더 비슷해졌다고 말할 수 있다.

일단 가옥구조가 가장 많이 바뀌었다고 볼 수 있다. 실내공기는 더 이상 입김이 보일 정도로 차갑지 않다. 난방비를 조금만 더 지출하면 겨울에도 실내에서 반소매 차림의 얇은 속옷을 입고 지내기도 한다.

이제 더 이상 공기를 덥히기 위해서 바닥을 심하게 달구지 않아도 된다. 찬바람을 막으려고 너무나 긴장할 필요도 없다. 이불 속에서 몸을 내놓아도 찬공기가 우리의 몸을 서늘하게 하지도 않는다.

산모들은 욕탕이 춥지 않으니 목욕을 할 때 구태여 탕 안으로 들어가지 않아도 된다. 샤워를 하면 물이 산도나 자궁으로 들어가기 힘들므로 마음껏 해도 된다. 이제는 옷도 보온이 잘 되어서 어느 정도만 갖춰 입으면 한겨울에도 추위를 경험하기 힘들다.

식생활은 어떤가? 과거보다 월등히 좋아졌을 뿐만 아니라 미역국과 쌀밥은 이제 더 이상 고급 음식이 아니다. 편식이 해롭다는 것도 알려졌으므로 산모들은 더 이상 미역국만을 고집할 필요가 없다.

산후조리를 제대로 하려면 잘못된 통념을 바로잡으면서부터 시작해야 한다. 과거의 생활환경에서 발생한 과거의 생활양식을 오늘날까지 고집스럽게 지키려고 노력하는 것은 현대를 사는 산모들에게 너무나 비현실적일 뿐이다.

또한 과학적이거나 의학적이지도 않다. 뿐만 아니라 우리의 산후조리 관습은 많은 산모들을 부작용의 가능성 앞에서 떨게 하는 매우 버거운 짐일 뿐이다.

❀ 잘못 알려진 체질론

세계에는 매우 많은 민족들이 있다. 어느 민족이든 자신들의 문화에 자부심이나 고집을 가지지 않는 사람은 없다. 산모를 간호하는 데에도 각각의 사회가 자기 나름대로의 굳어진 양식을 가지고 있다. 대부분은 자신들의 방법에 그만한 합당한 이유가 있으며, 그 방법이 가장 바람직한 방법이라고 생각하고 있다. 각각의 나라들은 서로 다른 다양한 방법을 사용해서 자신들의 산모를 돌보고 있다.

세계 어느 나라도, 그 나라가 먹을 것이 없는 매우 가난한 나라가 아닌 한에는, 산모들이 음식의 문제로 젖이 잘 안 나와서 고생하는 경우는 없다. 또한 산후에도 각 나라의 산모들이 별 문제없이 회복을 잘 하고 있다. 즉, 산모들이 우리와 다른 방식으로 식사를 해도 젖이 잘 나왔고, 우리와 다른 방식으로 산후조리를 해도 별다른 문제가 생기지 않았다는 것이다.

그럼에도 불구하고 많은 사람들은 아직까지도 우리의 고전적인 산후조리 방법이 가장 우월하고 최상이라고 믿고 있다. 만약에 그 믿음이 사실이라면 우리나라의 전통 방식대로 산후조리를 한 산모들은 어떤 나라의 산모들보다도 산후 회복이 빠른 것은 물론이요, 그들 못지않게 건강한 삶을 살아야 한다.

그러나 실제는 그렇지 않다. 아기를 낳은 적이 있는 우리나라의 상당수 여자들은 자신의 몸이 출산을 기점으로 '망가졌다'고 하소연한다. 그리고 그 이유가 산후조리를 제대로 하지 못해서라고 말한다. 반면에 그다지 산후조리를 강조하지 않는 나라의 산모들은 우리와 같은 특별한 간호과정을 거치지 않아도 그런 후유증을 호소하지 않는다.

그것은 곧 우리의 방식이 최상의 방법이 아닐 수도 있음을 시사하는 동시에 그다지 노력하지 않아도 부작용이 없을 수 있다는 가능성을 생각하게 한다. 일부에서는 우리나라 사람의 체질은 다른 나라 사람들과 달라서 우리의 방법대로 해야만 한다고 주장한다. 그리고 그 배경으로 탄수화물이나 식물성을 주로 하는 식생활의 예를 들기도 한다.

그러나 이는 근거를 찾기 힘든 주장이다. 왜냐하면 육식을 많이 섭취하는 나라는 미국이나 유럽의 몇몇 나라에 국한될 뿐이기 때문이다. 아시아의 대부분의 국가나, 기타 대륙의 가난한 나라들은 모두 우리와 같이 채식을 주로 한다.

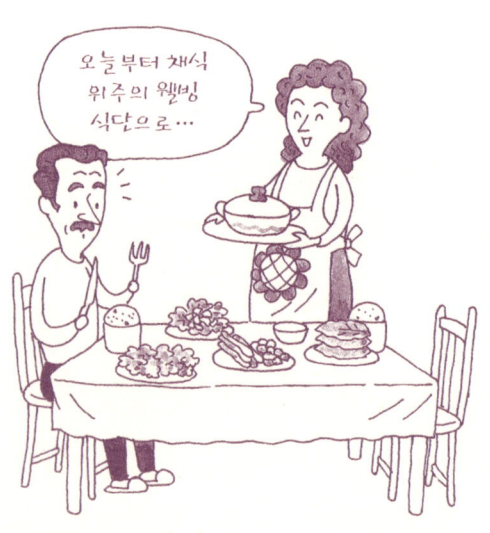

대표적인 예로 인도 같은 나라는 대부분의 국민이 우리와 같이 탄수화물과 채식을 주로 하지만 전형적인 산후의 부작용은 알려져 있지 않다.

또한 세계의 여러 나라들 중에서 육식을 주로 하는 서양 사람들은 체질이 좋지 않아서 성인병에 더 잘 걸리는 것으로 알려져 있다. 요즈음에는 서양인들도 한국식이나 기타 동양의 채식 위주의 식생활이 오히려 이상적이라고 권하는 경향이다. 그런데 그렇게 좋은 채식 위주의 건강식만을 먹으며 사는 우리에게 무슨 체질의 문제가 있어서 서양 사람보다도 산후조리의 부작용에 더 시달린다는 말인가.

만약 우리가 채식을 많이 하여 산후풍에 더 잘 걸리는 것이 맞다면 이제부터 우리나라의 여자들은 어려서부터 특별히 육식 위주로 생활을 시키면 될 것이다. 그래야 그 고질병인 산후풍에서 벗어날 수 있다는 결론이 나온다.

그러나 육식 위주의 식생활이 건강에 좋은 영향을 준다는 연구는 거의 없다. 우리의 산후풍이 식생활로 인한다는 생각은 전후 관계를 밝혀낼 수 없는 가설일 뿐이다.

체질의 차이도 사실 그리 큰 것은 아니다. 인류학자들의 연구 결과 민족 간의 체질의 차이는 한 민족 안에서 개인 간의 차이보다도 더 적다고 한다.

예를 들어 한 반에서도 IQ가 가장 높은 학생과 가장 낮은 학생 간의 차이, 키가 가장 큰 학생과 가장 작은 학생 간의 차이, 몸이 가장 튼튼한 학생과 가장 약한 학생 간의 차이는 매우 큰 편이다. 그러나 우리나라와 다른 나라 사람 사이에 평균 IQ의 차이, 평균 키의 차이, 평균 체력의 차이를 비교해 보면 이는 한 반에서의 차이보다 훨씬 적은 차이가 난다는 것이다.

같은 인류로서 우리나라의 산모는 미역국을 먹어야 젖이 잘 나오고,

미국의 산모는 샌드위치를 먹어야 젖이 잘 나오는 것은 아니라는 것이다. 같은 인간의 유전자를 가진 사람들로서 우리나라의 산모들이 찬공기에 접하면 산후풍에 걸리고 미국의 산모는 찬공기에 아무리 많이 접해도 산후풍에 걸리지 않는 것은 아니라는 것이다.

일부에서는 각 인종마다 더 잘 걸리는 질병이 따로 있다는 이유로 우리의 특징적인 산후조리가 우리에게는 적합한 것이라 설명하려 할 것이다.

예를 들어서 미국 사람은 대장암에 많이 걸리는 반면 우리나라 사람은 위암이나 간암에 더 많이 걸린다. 이는 사회마다 질병의 양상이 다른 것을 나타내므로 우리의 산모가 산후풍에 더 잘 걸리는 것을 설명할 근거로 삼을 수도 있다.

그러나 병이 사회마다 다른 것은 주로 각 나라마다 음식에 문제가 있다거나 기후, 위생, 활동량, 전염병의 지역적 유행 등 다른 원인으로 인한 경우가 더 많으며 체질 문제로 질병이 어느 지역에 편중되는 경우는 드물게 알려져 있다.

특히 음식은 상당히 많은 질병과 관련되어 있다. 미국 사람들이 심장병이나 대장암이 많은 것은 과도한 육식의 섭취와 관련되며, 우리나라 사람들이 위암이 많은 것은 과도하게 짜거나 뜨거운 음식을 먹는 것과 관련되어 있다.

또 중앙아시아나 북아시아 같이 깊은 내륙지방의 사람들은 바다 음식을 접할 기회가 적기 때문에 요오드의 섭취가 부족해서 갑상선기능 저하증에 많이 걸린다. 그린란드의 에스키모인들은 물개를 주식으로 생활하는데 중풍이나 심장병에 매우 드물게 걸린다. 이는 물개 지방의 주성분인 오메가-3가 혈관의 동맥경화를 막기 때문인 것으로 추정되고 있다.

이와 같이 특정 음식의 과도 섭취나 과소 섭취가 병을 유발하거나 특정 체질을 형성할 수 있다. 우리나라의 식단은 한번에 여러 가지를 섭취하고, 채소를 더 많이 소비하는 방식으로서 이미 서양의 식단에 비해서는 균형이 잘 잡혀있고 몸에 좋은 방식으로 알려져 있다.

단, 영양소의 여러 성분 중에서 칼슘과 비타민 A의 섭취는 약간 부족한 것으로 알려져 있다. 그렇다 할지라도 식품영양학의 발달로 인해서 우리의 식단은 점차 더 건강에 좋은 방식으로 바뀌어가고 있다.

몸에 좋은 음식들을 권장량만큼 골고루 섭취하는 경우에는 질병에 걸릴 가능성이 감소한다. 우리나라의 식단은 비교적 균형이 맞는 상태이므로 음식문제로 인해서 산후풍 같은 특정한 병에 더 잘 걸린다는 이론은 근거를 찾을 수 없는 비과학적인 주장이 된다.

육식을 편식하는 서양인들은 잘 안 걸리는 산후풍을 우리만 더 잘 걸린다는 주장을 하려면 그만한 근거가 있어야 할 것이다. 또한 다른 채식국가에는 없는 산후풍을 우리만 더 잘 걸린다는 것도 납득하기 힘들다.

어떤 사람들은 우리의 기후조건상 사계절이 뚜렷하여 겨울에는 냉기에 노출될 기회가 많아서 산후풍에 취약하다고 하기도 한다. 그러나 우리나라와 같은 위도에 위치하여 사계절이 뚜렷한 다른 나라에서도 이러한 특징적인 병은 기록되지 않았다. 더 추운 북쪽 지역에 사는 나라들에서도 이는 비슷하다.

산후풍이란 개념은 중국에서 기원해서 우리나라와 일본으로 전달되었기 때문에 세 나라에만 존재한다고 볼 수 있다. 만약 천년 전에 누군가가 산후풍이란 단어를 만들지 않았다면 우리도 남들과 같이 산후에 별 고민 없이 살고 좀더 자유롭게 회복기간을 보냈을 것이다.

  산후에 생기는 여러 가지 불편한 증상들을 정말로 산후풍이라고 부르고 싶으면 그 원인과 치료에 대한 과학적이고 근거가 있는 처방을 내야 한다. 왜냐하면 그 예방법이 산모들을 너무나 힘들게 하고, 또 효과도 없어 보이기 때문이다.

  질병의 원인에 대한 분석은 잘 고안된 임상연구로 전후관계를 확인하는 과정을 받아야만 한다. 산후풍이란 개념은 과거에 의학이 발달하지 못한 때에 생긴 것이다. 의학 지식이 수천 배나 폭넓고 깊게 발달한 현대에 와서는 과거의 질병은 새로운 기준에 맞추어 얼마든지 재분류되거나 수정될 수 있다.

❀ 강요당하는 산후풍 염려증

  우리나라의 산모들은 임신과 출산 과정까지는 전적으로 산부인과학적 지식에 의존하고 따른다. 그러나 아기를 분만한 이후부터 산모는 전적으로 전통적인 방법의 권고사항만을 따르기 시작한다.

  이는 현대의 산부인과학이 산모들에 대해서 동양의 산후조리 같은 특징적이고 분명한 권고사항을 갖지 않았기 때문이다. 세계의 모든 의사들이 공통으로 하는 의학에서는 특별한 권고사항이 없는데 동양의학에서는 분명한 산후조리 방식이 권해지고 있으니 두려워하는 병을 회피하기 위해서 권고사항이 더 뚜렷한 전통식 산후조리를 택하는 것이다.

  우리의 산후조리 방식은 오랜 경험으로 깨달은 것이어서 조상의 슬기가 깃들어있다고 보고 전통을 지키는 것이 지혜로운 방법일 것이라는 생각도 있을 것이다.

산후조리에 대해서는 친정어머니나 시어머니 같은 노부모들이 가장 뚜렷한 주관을 가지고, 가장 열심히 그 중요성을 강조하는 것도 전통적인 방법이 강세를 보이는 주 이유가 될 수 있다. 노부모들은 전통적인 방법에 더 집착하는 경향이 있으며, 그동안 이들이 전담하듯이 산후조리를 이끌어왔기 때문이다.

무엇보다도 전통적인 권고사항을 지키지 않고 어겼을 때 정말로 몸이 나빠질지 모른다는 막연한 불안감 때문에 아무리 금기사항이 많은 산후조리 전통이라도 벗어버리기가 쉽지 않다.

병원에 찾아 왔던 한 주부는 위로 아들 둘에 세 번째에 딸을 낳아서 키우고 있었다. 그녀는 큰애들 뒷바라지하느라 워낙 바빠서 셋째를 분만한 후는 산후조리를 거의 못하고 되는 대로 살고 있다고 했다.

그러는 중에도 그녀는 자신이 전통적인 산후조리 방식을 따르지 못했다는 데에 두려움을 가지고 있었다. 딸을 출산한 지는 이미 7개월이 지났는데, 주부의 몸 상태를 물으니 아직까지는 특별히 불편한 곳은 없다고 했다. 다만 몸조리를 제대로 안했기 때문에 나중에라도 산후풍이 나타나 고통을 줄까봐 두렵다고 말했다.

이런 식으로 우리의 전통적인 산후조리법은 강한 상벌체계를 가지고 있다. '산후조리의 법칙'을 잘 따르면 건강이 보장되고, 그렇지 않으면 엄청난 산후풍의 보복이 가해지게 될 거라는 무서운 경고를 내포하고 있다. 그러다 보니 산모들은 감히 이 법을 어길 엄두를 내지 못한다.

결국 산모들은 이렇게 마음먹는 것이다.

'이 법이 아무리 불편해도 평생 질병을 얻는 것보다는 나을 것이다. 일시적인 고통이야 장차 받을 보상에 비해서는 아무것도 아니다. 그러므로 아무리 힘들어도 평생 건강을 위해서는 이 법을 지켜야 한다.'

만약에 우리의 산후조리 관습이 산후풍이라는 강력한 몽둥이로 위협하지 않았다면 대부분의 요즘 산모들은 이를 지키지 않았을 것이다. 이는 지키기에 매우 불편하고, 괴롭고, 인체의 생리를 거스르는 것이기 때문이다.

조상에게서 물려받은 전통을 존중하려고 노력하는 것은 바람직한 일이다. 그러나 그것이 과학의 발전으로 인해서 수정되어야 할 내용이라면 이를 새로운 지식에 근거하여 더 발전시켜 나가는 것이 바로 후손이 해야 할 일이 아닌가 싶다.

현대에는 생활환경과 삶의 방식이 옛날과 크게 달라졌으며 과학적으로나 의학적으로 많은 사실이 새로이 발견되었다. 현대에는 현대의 과학적 수준과 현대의 생활양식에 적합한 것만이 가장 무리가 없는 방법이 된다. 어떠한 권고에도 불구하고 전통 산후조리법을 끝까지 고집한다면 이는 전통을 무조건 좋은 것으로만 아는 맹목적인 전통주의로 여겨질 수 있다.

이제부터 우리의 전래되어 오는 산후조리 방식만을 고집하려는 생각을 버리고 마음을 비워 보자. 일단은 산후조리에 있어서 우리 것만이 최고라는 전통주의와 같은 사고방식을 버려 보자. 우리의 방식에 어떤 문제가 있다면 이를 살펴보겠다는 열린 마음을 가지자. 그러면 이제부터 의학적인 관점에서 우리의 산후조리와 산후풍을 분석해 볼 수가 있을 것이다.

현재까지 과학적으로나 통계적으로 증명된 온갖 지식들을 통해서 볼 때에 산후풍이 우리에게만 있는 특수한 질병일 가능성은 극히 낮다. 인간의 체질이 달라도 인간의 유전자의 한계 내에서 다른 것이다. 단순히 체질의 차이만으로 어느 나라 사람만 특정 질환에 걸린 위험이 매우 높은 경우는 거의 없다. 세계의 다른 나라에도 비슷한 질환이 있을 것이다. 산후풍이란 모두에게 있는 여러 가지 다른 질환인데 우리만 이를 모아서 한 가지 병으로 생각하고 두려워하고 있는 것인지도 모른다.

4장

다른 나라에서의 산후조리

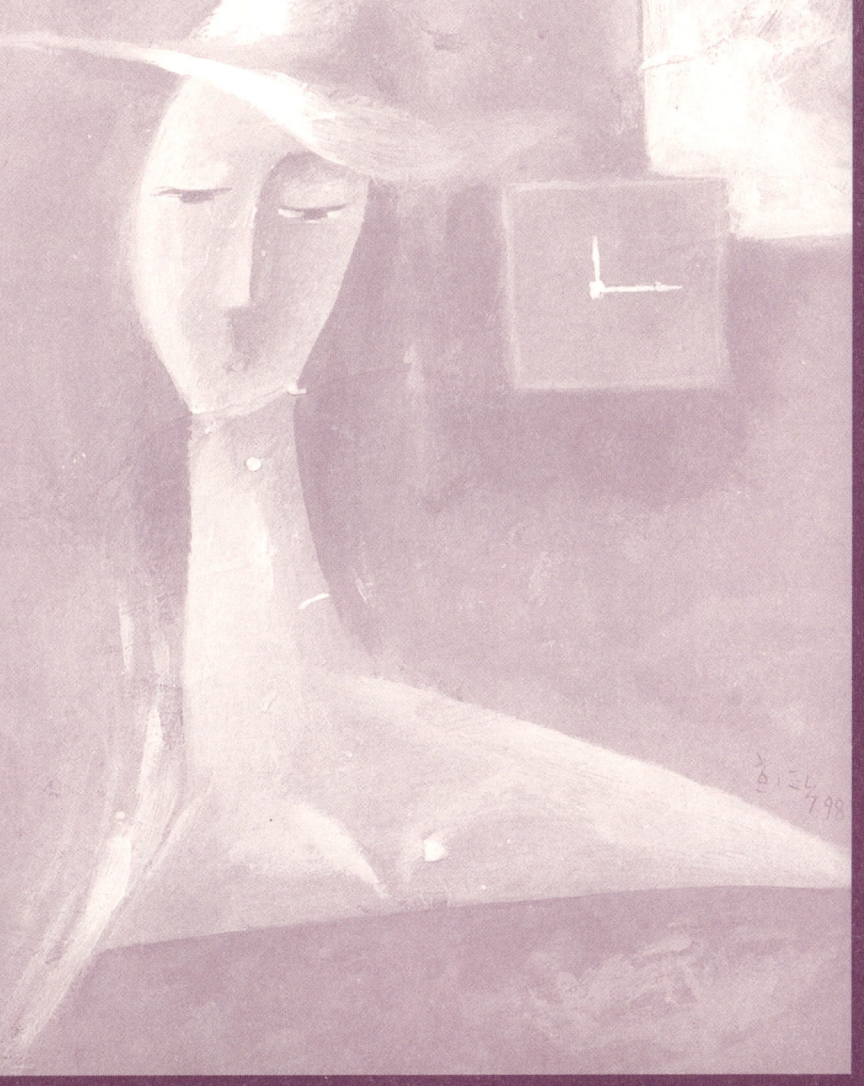

4장 다른 나라에서의 산후조리

❁ 다른 나라에서는 산후조리를 어떻게 하는가

미국의 산후조리

미국에서는 분만 후 두 시간 정도만 지나도 병원으로부터 샌드위치와 샐러드, 주스, 커피 등 보통 때 하던 식사와 별반 다르지 않는 음식을 제공 받는다. 산모들이 먹는 특별한 보양식 같은 것은 없고, 단지 영양이 부족하지 않게 하려고 노력한다.

회음 절개 부위에는 얼음을 대어 준다. 이것은 모든 상처 부위에는 처음에 냉찜질을 해서 통증을 가라앉히고, 부기(浮氣)가 심해지는 것을 막을 수 있다는 의학적인 기본지식에 따른 것이다. 초반에는 냉찜질을 하다가 하루 정도 지나면 따뜻한 찜질로 바꾸어 준다.

목욕은 출산 후 두 시간이 지나면 할 수 있고, 분만 직후에 산모가 더우면 선풍기 바람을 쐬어도 된다. 실내 온도는 쾌적함을 느낄 수 있는 보통의 온도로 조정된다. 수유는 처음 시작 단계에서 매우 어렵기 때문에 젖이 불기 시작하면 수유 전문 간호사가 와서 여러 가지 교육을 시켜준다. 그러다가 2~3일 후 산모가 퇴원하면 대개 집으로 가서 곧바로 원래대로의 생활이 시작된다.

 어려운 일이 생기면 조산사와 연락하면서 많은 도움을 받는다. 조산사들은 간호사자격증을 가진 사람으로서 산모를 방문하고, 교육하고, 도와준다.

 산모에게 의학적인 문제가 생길 경우에는 조산사가 이를 확인하고 의사와 연락하여 진료를 받도록 한다. 조산사들은 산모와 신생아를 돌볼 뿐 아니라 청소와 요리 등의 집안 살림까지 도와주는 등 우리나라의 산후조리 도우미와 비슷한 일을 해주기도 한다.

 우리나라는 많은 금기와 주의사항을 가지고 산모를 철저히 보호하려 하지만 미국에서는 그와 반대로 너무나 자유분방하게 관리하는 면이 있다. 어찌 보면 '방치'라는 표현이 더 가깝다고 봐야 할 정도다. 퇴원 후 산모가 지켜야 할 특별한 주의사항도 별로 없고, 3주나 6주 후에 의사와의 예약이 한 번 있을 뿐이다.

 세계적으로 상당수의 나라들은 부모나 친척들이 가까이 살기 때문에 이들이 산모를 어느 정도 돌보아주는 것이 보편화되어 있다. 그러나 미국의 경우 산업화와 핵가족화가 극도로 진행되었고 가족들은 대부분 멀리 떨어져 있는 경우가 많아서 이러한 관습이 이미 오래 전에 깨어졌다고 볼 수 있다.

 또한 부모들이 고연령에도 직업을 가진 경우가 많아서 대부분 자신의 생활에 매어있으므로 분만한 딸이나 조카들을 오랫동안 돌봐줄 여유가 없다.

그래도 일주일 정도는 친정어머니나 가까운 친척, 혹은 주위의 여자들이 도와주는 편이다. 가족 간의 유대관계가 좋지 않아서 이것도 여의치 않으면 남편의 도움만을 받아가며 산모 혼자서 모든 것을 처리해야 한다. 대신에 남편들은 수일간 분만 휴가를 받아서 부인을 돕기도 한다.

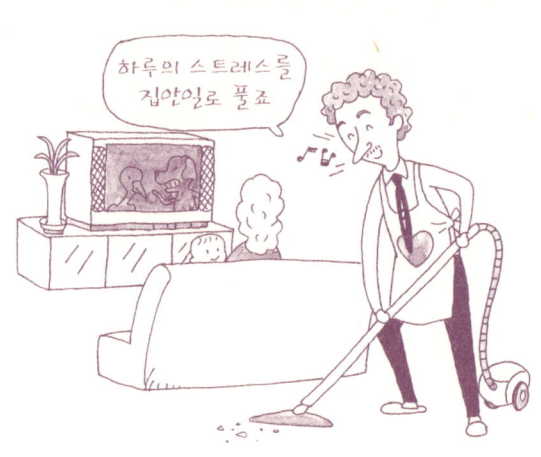

귀가 후에는 가정 일을 도와주고, 특히 밤에 우는 아기들을 돌보는 것은 거의 아빠들이 하는 편이다.

분만 일주일 후부터는 산모가 혼자서 모든 일을 다 해야 한다. 그동안 발달되어 온 문화 관습은 '모든 일은 산모들이 스스로 다 알아서 하라'는 식이었다. 그러다 보니 사실 상당히 많은 미국 여자들이 이 기간에 여러 가지 고통을 호소하게 된다.

몸을 추스르는 일에서부터 육아까지 거의 모든 일을 혼자 하다 보니 외롭고 힘들고 고달프다. 이런 상황을 털어놓고 하소연 할 사람도 없을 때에는 마음의 병이 깊어진다. 그래서 더 많은 산모들이 산후 우울증에 걸리게 되는지도 모른다.

요즘에는 미국에서도 산모들에게 도움이 더 필요하다는 것과 국가적으로나 사회적으로 더 많은 지원이 필요하다고 지적하는 사람들이 늘어나고 있다. 일부에서는 동서양의 여러 나라를 관찰하는 중에 보완점을 찾아보려는 시도도 하는 듯하다.

프랑스의 산후조리

프랑스에서는 산모가 아기를 낳은 첫날에 야채와 소고기 등으로 부드럽게 만든 수프를 먹는다. 둘째 날부터는 보통처럼 식사를 하는데 영양이 부족하지 않도록 다양한 음식을 먹는다. 딱딱한 것은 주의시키는 편이다. 샤워는 분만한 다음날부터 마음껏 한다. 2~3일 후에는 본격적인 활동을 시작한다.

일본의 산후조리

일본에서는 우리나라 중국처럼 특이하게 산후조리를 하지 않는 편이다. 산모들은 보통 아기를 낳은 후 한 달 정도 친정에 가서 쉬었다 오는 정도이며 특별한 방법으로 보호하지 않는다. 오랫동안 쉬게 하지도 않는데, 보통 분만 후 1~2주 정도 지나면 평상시처럼 활동하는 경우가 많다.

음식도 특별한 것이 거의 없다. 병원에서부터 빵과 주스 등으로 먹기도 한다. 우리나라와 달리 미역국을 먹지도 않는다. 산모라고 더 특별하게 챙겨먹는 음식도 별로 없다.

일본의 난방은 우리나라처럼 실내 온도를 많이 올려주지 못한다. 다다미방에서 옷만 좀더 입고 생활하다 보니 대부분의 사람들이 웬만한 추위는 춥다고 느끼지 않고 산다. 산후라 할지라도 몸을 더 뜨겁게 하려고 노력하지도 않는다.

일본 사람들이 우리보다 체격이나 체력 조건이 더 강한 것도 아니지만 산모들이 산후조리 문제로 어디가 쑤신다거나 아프다고 하는 경우는 드물다.

중국의 산후조리

중국은 국토가 넓어서 지역에 따라 온도의 차이가 많이 난다. 황하강 이남지역은 연중 온도가 그리 낮지 않으므로 난방을 하지는 않고 다만 추울 때 옷을 좀 두껍게 입는 방식으로 한다.

황하강 이북지역은 난방을 하는데 전통 가옥은 부엌에 접한 한쪽 벽을 덥혀서 실내 온도를 약간 올려줄 수 있다. 그러나 이 방법으로는 난방의 효율이 낮아서 전통 가옥의 방은 늘 춥고 실내에서도 옷을 두껍게 입고 살게 된다. 현재에는 대부분이 현대식 가옥으로서 스팀을 많이 사용하므로 온도를 더 높일 수 있게 되었다.

이들 역시 몸을 차게 하면 바람이 들어와서 '풍습'에 걸린다고 생각하였다. 그러나 단지 찬바람을 주의할 뿐, 우리나라와 같이 땀을 많이 내려고 과다하게 높은 실내 온도를 고집하지는 않는다. 산모는 찬바람을 맞지 않기 위해서 문과 창문을 꼭 닫고 머리와 다리를 두툼하게 싸는 정도이다.

특히 농촌에서는 이러한 전통에 대한 고집이 더 강하다고 볼 수 있다. 아직도 한 달 동안 산모에게 머리 감기와 샤워를 금하고 있는데 그 이유는 편두통의 원인이 된다고 믿고 있는 사람들이 많기 때문이다. 운동은 가능하면 삼가고 침대에서 늦게 내려올수록 좋다고 생각한다. 산모는 한 달 동안 외출을 해서는 안 되며, 이때까지 몸을 물에 담그지 못하게 한다.

중국은 만두(속이 없는 것) 같은 것이나 죽이 평소에 가장 많이 먹는 음식이다. 산모에게는 특히 좁쌀죽을 더 먹인다. 그리고 소고기, 양고기, 새우, 생선 등은 먹지 못하게 한다. 반면에 계란을 많이 먹으면 좋다고 생각하여 계란을 하루에 50개 이상 먹이기도 한다. 고기를 끓인 경우 국물이 고기보다 영양이 더 많다고 생각하여 산모에게는 국물을 주로 먹인다.

산모는 짜게 먹으면 안 된다고 생각하고 최대한 싱겁게 먹으려 노력한다. 이는 아마 부기가 늦게 빠지는 것이 짠 음식과 관련이 있다는 것을 알았기 때문일 가능성이 있다.

인도의 산후조리

인도에서 산모는 22일간 집에 머물며 마음껏 쉬게 하고 응석을 받아준다. 방문객을 최소화하고 외출을 줄인다. 음식은 특별히 만들어진 자신들의 전통음식으로 대접한다. 산모에게는 전신을 마사지해주는 것이 오랜 관습으로 굳어졌다. 산모에게 해주는 마사지가 여러 가지 면에서 유익하다는 의견은 많이 있다.

그 외의 나라들

스웨덴에서는 산모에게 2년간의 유급휴가를 가질 것을 권한다. 네덜란드에서는 잘 훈련받은 도우미가 10일 정도 집에서 같이 살면서 집안의 거의 모든 일을 처리해 주게 된다. 이 기간에 산모에게 발생한 건강상의 문제는 조산사 혹은 의사에게 보고된다.

중동지역의 경우 산모가 여아를 낳으면 즉시 일상으로 복귀해 집안일을 똑같이 해야 하지만, 남아를 출산한 경우 최소 3~6일간 침대에서 산후조리를 하고, 그 뒤 40일간 휴식을 취할 수 있다. 이때 산모는 고기와 계란, 향료 등을 넣고 끓인 죽과 수프 등을 규칙적으로 먹는다. 차와 우유도 자주 먹게 된다. 남아를 낳은 지 40일이 되는 날에는 주위로부터 많은 축하를 받으면서 일상으로 복귀한다.

❀ 어느 나라의 산후조리 방식이 더 나을까

서양에서는 일반적으로 산후조리란 개념이나 용어는 없다. 단지 자궁이 정상으로 돌아오는 기간을 산욕기라 하여 이 기간에 주의사항이 여러 가지 있을 뿐이다. 상당수의 나라에서는 산후에 특별한 방식의 회복기가 필요하다는 생각은 하지 않고 그냥 보통 삶의 연속으로 살아간다. 그러나 특정 기간 요양 방식을 취하는 나라들이 더 많다.

서양의 여성들은 분만 후 가능한 한 빨리 걷기 시작할 것을 권유받는다. 이는 분만 후 휴식을 취하는 과정에서 여러 가지 합병증이 발생할 수 있고, 조기 보행을 통해서 이러한 합병증을 감소시킬 수 있다는 것이 밝혀졌기 때문이다.

난산이나 특별한 합병증이 없는 한 출산 후 조기에 운동을 시작하는 것은 필수이다. 우리의 전통 산후조리에서 금하는 머리 감기, 샤워가 허용되는 것은 물론이고, 갈증 해소를 위해서 얼음물을 마시기도 한다. 식사는 보통 때와 별 차이는 없으나 영양소의 균형에 더 신경 쓰도록 가르치는 편이다.

우리나라와 동양의 다른 나라들과 같이 오랜 전통을 가진 나라들은 나름대로 산모를 어떠한 방식으로 돌보고 간호할 것인가에 대한 각각의 특징적인 방법들을 가지고 있다.

미국이 아무리 산후조리에 무관심하다 해도 그들 나름대로의 굳어진 관습은 있다. 각각의 방식은 스스로가 보기에 좋아 보였는데 다른 나라는 좀 다르게 하니 어느 나라의 방식이 옳은가에 대한 관심이 생길 수도 있다. 우리나라 방식에도 문제가 있을 수 있고, 미국의 방식에도 문제가 있을 수 있다. 각각의 방식에는 장단점이 있게 마련이다.

어느 나라든지 그들이 하는 방식이 모두 가장 최선의 방법이라고 할 만한 나라는 없다. 그러나 각각의 구성원들은 일반적으로 자신들의 방식이 가장 뛰어나다고 생각하려 한다. 우리와 정반대의 전통인데도 좋다고 생각하고 열심히 따르는 나라도 많다.

이제는 무조건 우리의 방식이 좋다는 근거가 희박한 주장을 접을 때가 된 것 같다.

산후조리 방식에 있어서 몸을 따뜻하게 하고 충분한 휴식을 취하는 등의 방식은 몇 개 나라를 제외하고는 세계 여러 나라에서 대부분 공통적인 편이다. 땀을 얼마나 많이 낼 것인가, 찬바람을 쐬어도 되는가 하는 문제는 체질의 차이가 아니고 의학적인 지식으로 판단하는 것이 옳을 것이다.

음식에 있어서 자신들의 체질에 맞는 음식만을 섭취해야 하는 것은 아니다. 우리는 그동안 다른 나라의 음식을 직수입해서 먹거나 우리 땅에 심어서 별 문제 없이 먹고 살아왔다. 다른 나라 사람은 건강하게 잘 먹고 사는데 우리는 그 음식으로 인해 체질이 나빠지는 일은 없다. 문제라면 수입하는 과정이 오래 걸리므로 이 기간동안 음식의 변질을 막으려 추가한 방부제, 보존제 등이 문제가 될 뿐이다.

한 나라 사람에게 해로운 음식은 다른 나라 사람에게도 해롭고, 한 나라 사람에게 이로운 음식은 다른 나라 사람에게도 이로운 것이다. 미국 사람은 패스트푸드나 설탕을 많이 먹어도 건강하고, 우리나라 사람이 먹을 경우에만 건강을 해치는 것이 아니다. 햄버거와 패스트푸드가 미국 사회에서도 성인병을 유발시키는 음식으로 지목받듯이 우리나라 사람들도 이런 음식으로 같은 질병에 걸린다.

그러므로 특히 산후에만은 다른 나라의 음식이 맞지 않다고 주장하기는 어렵다. 우리나라의 산모는 미역국을 먹어야 젖이 잘 나오고 서양의 산모는 우유를 먹어야 젖이 잘 나온다는 생각 자체가 억지이다. 왜냐하면 미역국을 먹지 않고도 자녀를 키가 190cm나 되도록 잘 키우고 있기 때문이다.

각각의 민족마다 특이한 산후 관리 방식이 존재하는 것은 체질의 차이 때문에 발생한 것이 아니다. 그보다는 그 나라의 특징적인 삶의 방식에서 우러나온 것이라고 보는 것이 더 타당할 것이다. 즉 각각의 문화와 관습, 생활양식에서 형성되었다는 것이다.

　예를 들어서 미역국이 정말 젖을 잘 나오게 한다고 치자. 서양에서는 역사적으로 미역을 먹는 음식으로 여겨본 적도 없으니 미역을 먹는 관습을 가질 수가 없다. 마찬가지로 우유를 충분히 섭취하는 것이 젖을 잘 나오게 한다 할지라도 우유를 먹어 본 적이 없는 우리의 조상들이 산모에게 우유를 먹일 수는 없다.

　몸이 안 좋을 때 따뜻한 곳에 누워서 땀을 내는 관습을 갖지 않은 미국 사람들은 산모에게 땀을 내도록 하며 쉽게 할 방법을 생각해 내지 못한다. 또한 외풍이 없는 미국식 가옥에서 살아보지 못한 우리 조상이 실내 공기를 따뜻하게 하기 위해서 바닥을 엄청나게 뜨겁게 하는 방법 이상은 생각하기 힘들다.

　결국은 각 나라의 산후조리 관습은 그 나라가 처한 문화생활에서 도출되어 나온 것일 뿐, 그 나라 사람의 체질의 차이 때문에 생긴 것은 아니라는 것이다. 의학의 발달에 따라 산모의 몸에 대한 지식이 많이 밝혀졌으니 이를 토대로 어느 방식이 더 뛰어난 것인지는 한 가지씩 구분해 볼 수 있을 것이다.

　이 경우 전체를 묶어서 어느 나라의 방식은 다 좋고, 어느 나라의 방식은 다 나쁘다고 판단하지 않는 것이 좋을 것 같다. 각각의 방식에서 장단점을 구분해 보고, 근거를 갖춘 지식들만 취사선택할 수 있다면 이것이 가장 바람직하다고 볼 수 있다.

5장

산후조리, 어떻게 바꿔야 하나

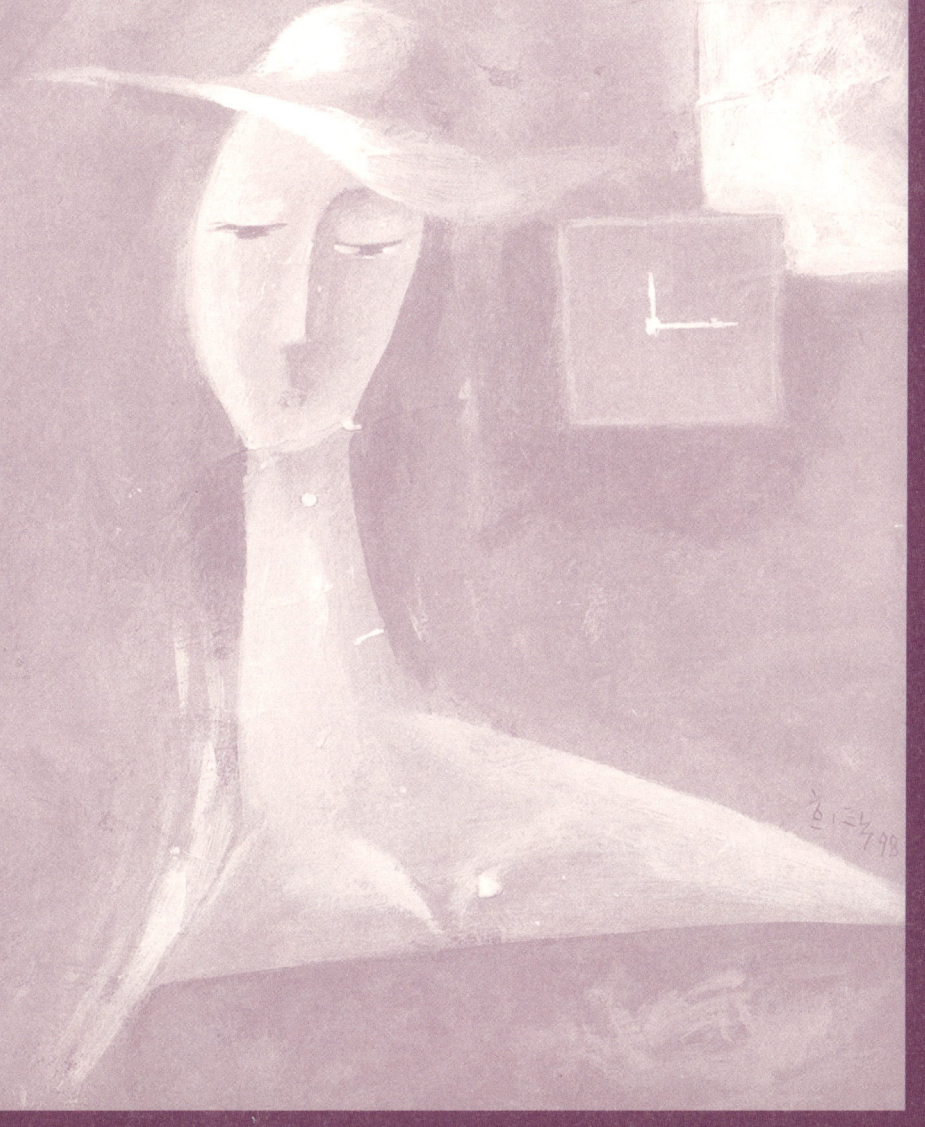

5장 산후조리, 이렇게 바꾸어야 한다

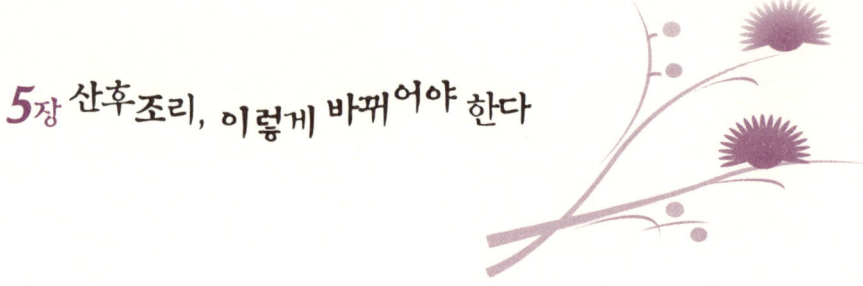

❁ 과도한 땀 흘리기는 삼가야 한다

속옷까지 껴입고 뜨거운 방에서 이불을 덮어쓴 채 땀 흘리기. 이게 우리나라 산모들이 산후조리 기간에 치러내야 하는 극기 과정이다.

그렇다면 산모들의 몸을 그렇게 뜨겁게 하려는 것은 무엇 때문일까? 그 이유는 땀을 충분히 내기 위해서이다. 그러면 왜 그리 땀을 빼기를 원하는가? 그것은 산후에 산모의 부종을 빨리 가라앉히기를 원하기 때문이다. 물론 이것은 모두 우리의 전통적 산후조리 방법에서 내세우는 근거이다.

하지만 땀을 많이 내는 산후조리법은 장점보다는 단점이 더 많다. 땀이 많이 나면 안 좋은 가장 중요한 이유는 무엇보다도 탈수와 전해질의 장애라 할 수 있을 것이다.

전해질이란 혈액 속의 염분종류이다. 전해질들은 몸 안에서 생명활동에 중요한 기능을 가지고 있다. 인체에서 일어나는 대부분의 기능은 전해질이 없으면 불가능할 정도로 그 기능이 중요하다. 몸의 모든 기능이 적당히 일어나려면 각각의 전해질들이 항상 적당한 수준을 유지하고 있어야 한다.

몸 안에서 전해질의 균형이 깨어진 경우 인체는 저장해둔 물질과 음식에서 흡수된 물질을 이용해서 전해질을 다시 원래대로 회복시키려 한다. 수분이 모자라거나 더 많은 경우에도 결국 적당한 수준으로 조절이 된다.

만약 이 수분과 전해질의 변화가 너무 심하거나, 몸에서 회복하는 속도보다 더 빨리 계속해서 변화된다면 어찌 될까? 수분과 전해질의 균형이 지속적으로 변한 상태에 있게 되고, 그로 인해 인체의 기능들은 여러 가지로 장해를 받을 수 있다. 그 증세는 초기에는 피곤함이나 허약감으로 나타나며, 더 심해지면 문제가 심각해질 수도 있다.

혈액 속의 전해질 중에서 가장 많은 양을 차지하는 것은 소금의 성분인 염소와 나트륨이다. 인체가 땀을 흘리면 수분도 많이 소실되고, 특히 염소와 나트륨 성분도 땀에 섞여서 많이 소실된다.

그러므로 땀을 많이 내는 산모는 만성적인 수분과 전해질의 불균형을 경험할 가능성이 높아진다. 이는 산모의 회복에도 악영향을 미친다. 특히 산모들에게 짠 음식을 금하므로 모자란 염분을 보충할 기회는 더 적어질 수 있다. 게다가 땀을 내려고 늙은 호박 등을 달여서 뜨겁게 하여 먹고, 뜨거운 방에서 땀을 내는 것이 산모를 더 지치게 만든다.

땀이 많이 나면 몸에서 냄새가 나기도 한다. 옷도 이불도 젖으니 자주 빨아야 한다. 옷을 못 갈아입고 눅눅한 땀 속에 오래 머물면 몸이 상쾌하지 못하고 불편해진다. 피부가 겹치는 곳은 짓무를 수도 있다. 땀에 젖어 있으면 덥다는 느낌도 더해지고, 답답함도 더 심해진다. 점점 짜증도 나기 시작한다. 결국은 땀띠가 나고 피부가 가렵고 아파진다. 이렇게 되면 산모의 괴로움은 점점 더 깊어진다.

또한 과다한 땀 내기는 산모들에게 '비만의 고착'이라는 문제를 유발할 가능성도 있다. 임상에서 어느 한 지역의 비만한 주부들을 대상으로 조사해 본 결과, 주부들의 35% 정도가 아기를 낳은 후 체중이 원래대로 돌아가지 않아서 비만하게 된 케이스였다.

산후에 비만이 남는 원인은 여러 가지가 있겠지만 땀을 많이 흘려서 몸이 피곤한 것도 원인으로 작용할 가능성이 있다. 탈진한 산모들은 몸이 늘 힘이 들고 허약한 듯하니 '무슨 음식을 먹으면 몸이 좀 나아질까?' 하며 몸에 좋다는 음식을 찾게 된다. 또는 힘을 내려고 음식을 더 자주, 더 많이 먹을 수도 있다.

땀으로 수분 손실이 많으면 목이 말라서 물을 찾게 된다. 이때 소실된 염분을 보충하기 위해서 국도 많이 먹게 되니 미역국의 섭취도 더 늘어날 수 있다. 또한 몸이 힘이 드니 누워서 쉬는 시간도 더 늘리게 된다.

음식의 섭취량은 더 늘고 에너지의 소비는 계속 감소하니 남는 칼로리가 많아지게 된다. 결국 임신기간 동안 몸에 쌓인 지방은 줄지 않고 체중 또한 좀처럼 줄지 않는다.

피곤할수록 쉬고 싶어지니 산모는 자꾸만 덜 움직이게 된다. 이렇게 산모가 활동을 줄이면 근육이 강해질 기회를 놓치게 되고, 결국 전과 같은 근력의 회복도 늦어지게 된다.

산모가 특별히 땀을 더 내려고 노력할 이유는 없는 것 같다. 땀을 내려고 하지 않아도 분만 초기에는 저절로 많은 양의 땀이 나오기 때문이다. 별다른 이득도 없이 부작용만 증가하는 땀 내기는 이제 중단해도 될 것 같다. 산모들에게 인내심만 요구하기보다는 좀더 합리적이고 편리한 방법을 찾아보자.

❀ 산모에게 적정한 온도와 환경이 필요하다

우리나라는 사계절이 뚜렷해서 여름에는 덥고 겨울에는 매우 춥다. 그러니 여름에는 더운 지방과 같이 더위에 잘 견디는 가옥 구조가 필요했다. 또한 한겨울에는 혹독하게 춥기도 하니 추운 나라와 같이 난방이 잘 되는 가옥이 필요했다.

이와 같이 어느 한 방향으로 가옥 구조를 정하기 힘든 기후조건에서 가옥이 형성되다 보니 여름에는 어느 정도 더위를 견딜 수 있고 겨울에는 심하게 춥지 않은 정도로 가옥 구조가 형성되어 왔다고 볼 수 있다. 특히 한겨울에는 방 안에서도 외풍이 세고 입김이 서려서 화로를 피워야 하는 경우가 많았다. 당시의 과학기술로는 방 안의 공기마저 따뜻하게 할 정도의 가옥을 짓기가 힘들었다고 볼 수 있다.

그러나 지금은 실내에서 찬바람을 걱정해야 할 만한 집은 거의 없다. 설령 산모가 찬바람을 쐬어서는 안 된다고 하자. 그렇다고 해도 이제는 그런 전통을 따르려고 너무 강박적으로 노력하지 않아도 된다는 것이다. 물론 몸을 따뜻하게 하거나 약간 뜨겁게 하는 것은 좋은 점이 더 많다. 몸이 추우면 마음의 안정이 안 되고 온몸의 근육이 수축하고 긴장된다. 그 결과 몸은 쉽게 피곤해진다.

아기를 돌보기 위해서도 엄마는 아기와 함께 충분히 따뜻한 곳에서 머물러야 한다. 아기는 엄마의 뱃속에서 37도 정도의 비교적 높은 온도 조건에서 있었으므로 태어난 직후에는 따뜻한 온도를 잘 견디고 편안해 한다. 반면에 추위를 견디는 힘은 매우 약하다.

그러므로 아기도 산모와 함께 따뜻한 곳에 있는 것이 자연스럽다. 세계적으로 많은 나라들이 산모를 따뜻하게 해주는 전통을 가진 것도 이런 이유에서라고 볼 수 있다.

그렇다면 산모의 몸을 따뜻하게 하되 어느 정도까지 해야 할 것인가. 아무리 따뜻한 것이 좋다 해도 몸이 너무 뜨거워지면 식히는 것이 '체온의 항상성'의 원리이다. 그래서 체온이 과다하게 올라가면 이를 식히기 위해서 땀을 흘리게 된다.

산모들은 몸이 너무 뜨거워지니 땀을 하염없이 흘려서라도 체온을 조절하려고 하게 된다. 땀을 흘려도 체온이 낮아지지 않고 계속 높아지면 몸을 식히기 위해서 할 수 없이 시원한 곳으로 옮겨가고 싶어진다.

인체가 가장 편안함을 느끼는 온도를 '쾌적한 온도'라 한다. 쾌적한 온도란 인체가 살아가면서 몸 안에서 발생하는 체온을 적당히 식힐 수 있는 정도의 온도라고 보면 된다. 이런 온도에서 몸은 가장 편안함을 느끼게 된다. 몸이 편안하게 느끼는 온도는 '옷을 얼마나 입었는가, 활동을 어느 정도 하는가' 등에 따라서 다르다.

그러면 산모가 거주하는 방의 쾌적한 온도는 어느 정도일까? 산후조리 초기에는 아마 일반인에게는 약간 더운 상태가 될 것이다. 산모들은 아직 몸이 많이 쑤시고, 땀도 많이 나며, 젖을 먹일 때나 기타 여러 경우에 몸을 자주 노출하므로 약간 더운 온도를 선호하게 된다. 아기도 기저귀를 갈 때나 목욕을 할 때 잠시 맨몸으로 있어야 하므로 실내 온도는 다른 집보다는 좀더 높아야 할 것이다. 시간이 지남에 따라 실내 온도는 조금씩 더 낮아져도 될 것이다.

산모나 아기는 주로 이불을 덥고 있으며 몸을 노출시킬 때는 잠시뿐이다. 그러므로 산모에게 있어서 쾌적한 온도란 가볍게 옷을 입고, 가벼운 이불을 덮은 상태에서 오래 있어도 편안함을 느낄 수 있을 정도면 될 것이다. 이 온도에서는 이불을 차내도 몸이 느끼는 서늘한 기운은 매우 적게 느껴진다. 이 정도면 몸이 편하고, 땀도 덜 나고, 체력 소실도 없고, 짜증도 덜 나게 된다.

쾌적한 온도에서 살고 싶어하는 인체의 생리적인 요구를 무시하며 살기란 쉬운 일이 아니다. 우리도 이제는 산모들이 편하게 산후조리를 하게 해줄 수 있다. 관습에 얽매인 사고방식을 버리고, 조금만 주위를 돌아보면 그것이 그리 어려운 일이 아님을 알 수 있다.

❀ 산후 부기에 연연하지 마라

우리의 산모들은 아기를 낳은 후 며칠간은 식사 외에 항상 무언가를 달여 먹거나 즙을 내어 먹는다. 이는 집안의 어른들이 산모의 부기를 빼주려고 온갖 종류의 민간처방들을 날라 오기 때문이다.

그러나 사실 산모의 몸 안의 수분은 특별한 조치를 취하지 않아도 시간이 되면 저절로 빠져나가게 되어 있다. 정말로 몸을 덥게 해서 땀을 많이 빼야 부기가 잘 가라앉고, 늙은 호박을 달여 먹어야만 비로소 부기

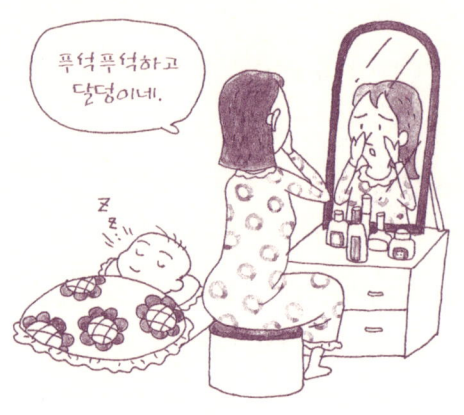

가 빠지는 것일까? 그렇다면 이런 방법을 쓰지 않는 다른 나라의 산모들은 매우 심한 부기에 시달리고 있는가?

분만이 다가오면 임신부의 몸은 출혈과 수분 소실을 대비하기 위해서 충분한 수분을 보관하고 있다. 이는 임신 중에 몸에 있는 호르몬들이 수분을 붙잡고 있기 때문이다. 그리고 아기를 낳고 나면 몸 안의 호르몬들이 갑자기 줄어들면서 수분이 밖으로 빠져나간다. 이제는 더 이상 수분을 잡아줄 호르몬이 없기 때문이다.

산후에 몸 안에 넘치는 수분은 다 합해서 2~3ℓ 정도 된다. 그리고 이 수분은 2주 내에 대부분 저절로 빠져나오게 된다. 땀을 많이 흘리면 하루 1ℓ 이상도 흘릴 수 있다. 분만 직후에는 소변으로도 엄청나게 많은 양의 수분이 빠져나간다. 만약에 땀으로, 소변으로 강제로 수분을 빼어서 몸에 넘치는 수분이 다 빠져나간다면 2~3ℓ의 수분은 하루 이틀 이내에 다 빠져야 한다.

그럼에도 부기는 그리 빨리 빠지지 않는다. 아무리 물을 빨리 빼도 목만 마를 뿐, 물을 마시면 다시 채워져서 결국 부기는 원래 속도로 빠지기 때문이다.

부기는 아무리 노력해도 빠지는 속도가 제각기 다르다. 어떤 산모는 이뇨에 좋은 음식들은 다 구해 먹고 땀을 많이 내어도 결국 2주가 지나서 부기가 빠진다. 하지만 어떤 산모는 별다른 노력 없이도 2~3일 내로 모든 부기가 소실된다. 부기를 빼려고 특별히 노력하지 않는 서양의 산모들도 이보다 더 오래가지 않는다.

많은 주부들은 자신들의 비만의 원인이 산후에 부기가 제대로 빠지지 않아서라고 말한다. 그러나 이는 자연의 법칙을 모르기 때문에 하는 말이다. 산후의 부기는 몸 안에 넘치던 수분 탓이었지 영양소나 칼로리 탓은 아니기 때문이다.

물을 먹고 살 수는 없다. 물은 에너지가 안 되기 때문이다. 그리고 에너지가 될 수 있는 음식은 많이 먹으면 살로 간다. 물은 에너지가 아니기 때문에 아무리 많이 먹어도 살로 갈 수 없다. 이 정도의 지식은 약간만 생각을 해봐도 이끌어 낼 수 있다.

반대로 생각해 보자. 사람이 굶으면 살이 빠진다. 왜일까? 살아나갈 에너지를 얻기 위해서 몸 안에 저장된 지방을 분해해서 사용했기 때문이다. 사람이 굶으면 지방을 분해해서 쓰지 물을 분해해서 에너지를 얻지는 못한다.

만약 몸 안에 수분이 넘쳐서 부은 것이 비만으로 이어질 수 있다면 이는 물이 지방으로 변할 수 있다는 말이 된다. 물이 지방이 되었다가 에너지로 변할 수만 있다면 사람이 물만 먹고도 평생을 살 수 있다는 이야기가 된다. 그러나 이것은 불가능한 일이다.

결론지어 말하면 분만 후 땀을 내는 것은 체중 조절과는 아무 상관이 없다. 산모의 부기가 비만으로 이어지지 않는데 몸 안에 남는 물을 빨리 뽑아내기 위해서 그토록 집착할 이유가 있겠는가.

사실 몸이 부어 있다 해도 이 수분들은 혈관 내에 있지 않고 조직 사이에서 넘치고 있는 것들일 뿐이다. 땀이나 소변으로 나오는 수분은 혈관을 돌고 있던 물들이다.

땀을 흘리거나 소변을 보게 되면 혈관 속의 물들이 먼저 빠져나온다. 혈관 속의 수분이 빠져나가면 조직 사이에 있는 수분의 일부가 혈관으로 이동하여 보충해 줄 수 있다. 그러나 조직의 물이 혈관으로 이동하는 과정은 혈관 속의 알부민 농도나, 아직 남아 있는 호르몬들의 영향을 받게 된다.

그런데 산모의 몸 안의 호르몬들은 아직 완전히 임신 전과 같이 돌아오지 않았다. 그렇기 때문에 조직 속에 넘치는 물들이 혈관으로 보충이 잘 안 된다. 혈관 속에 수분이 모자라도 조직 속에 있는 수분들은 계속 조직 속에서만 머물 뿐이다. 이는 간경화로 전신이 붓고 복수가 찬 사람에게 이뇨제를 많이 사용해도 넘치는 부기를 쉽게 뺄 수 없는 이치와 비슷하다.

산모는 땀을 많이 흘려도 조직 속에 남아도는 물을 제대로 이용하지 못하니 외부로부터 수분을 보충하기 위해서 목이 마르게 된다. 결국 땀을 많이 내는 것이 부기는 제대로 못 빼고 산모의 몸을 '탈수 상태'로 만들게 된다.

우리의 산후조리 관습상 산모에게 자극성 음식을 금한다고 하여 짠 음식을 절제시키기도 한다. 이 경우 산모는 염분의 불균형을 교정하기 위한 자원도 부족하여 교정이 쉽지 않게 된다.

운동 중에 땀을 많이 흘린 사람이 이온음료를 마시며 땀으로 빠진 염분을 보충하는 것은 이제 기본상식이 되었다. 마라톤을 뛰는 선수가 중간에 이온음료를 마시지 못하고 맹물만 마신다면 3분의 1도 못 가서 지치고 낙오하게 되어 있다. 이온음료 속의 수분과 염분은 땀을 많이 흘리는 사람에게 매우 도움이 된다.

산모는 엄청난 땀을 흘리는데도 염분을 먹지 못하게 하면 산모를 더 괴롭히는 것이다. 단, 짠 음식이 위 속에 오래 머물면 위염이 잘 생긴다. 오랫동안 짜게 먹은 사람은 결국 위암이 생길 가능성이 높아진다. 때로 필요해서 염분이 더 많은 음식을 먹은 경우에는 우유나 과일 등 염도가 없는 음식을 추가로 먹어서 위 속의 염분을 묽게 해주는 것이 좋다.

몸에 수분이 모자라면 산모는 피곤함을 느끼게 된다. 몸의 상태가 나빠서 잠을 많이 자고 계속 쉬지만 허약함이 쉽게 회복되지 않는다. 부족한 수분을 장에서 최대한 끌어들이니 변비가 발생할 수도 있다. 모유의 생성이 장애를 받을 수도 있다. 젖을 만드는 데 필요한 수분이 모자라기 때문이다.

그럴듯한 이유도 없이 시작한 물 빼기는 아무런 득도 없이 온갖 부작용만 일으키고 있다. 이제 산모의 몸에서 수분을 제거하려는 노력은 그만해도 될 것 같다.

❀ 산후풍은 이제 잊어라

우리나라 산모들에게 있어서 산후조리 기간은 부담 없이 쉬면서 오로지 몸의 회복을 위해서 집중할 만한 시간은 못 되는 것 같다.

인간의 몸은 체온이 너무 올라가면 몸을 식히기 위해서 찬 곳을 원하게 된다. 그런데도 우리의 전통 산후조리 방식은 산모의 몸을 뜨겁게 할 뿐만 아니라 찬기운에의 접촉을 철저하게 금한다. 하지만 몸을 뜨겁게 하고, 찬기운이나 찬바람에 전혀 접하지 않는 것은 결코 쉬운 일이 아니다.

이미 앞에서 산후의 관절통이 찬기운의 부작용 때문이 아니라는 것이 밝혀졌으니 이번에는 시린 증상에 대해서만 언급하려 한다.

왜 옛날 사람들은 산모의 몸이 찬공기에 노출되면 시린 증상이 생긴다고 알게 되었을까?

추정해 보건대 이렇다. 예로부터 어떤 산모들은 무릎이나 발이 찬 곳에 닿았을 때에 그곳이 차고 시리는 경우가 생겼다. 이러한 시린 증세는 심하기도 하고 때로는 고통스럽기까지 한 것이었다. 평소에는 찬 곳에 있어도 이런 증세가 없었으나, 아기를 낳은 후에는 불편한 증세가 생기게 되니 사람들은 산후에 찬 곳에 접하는 것이 원인일 것이라고 생각하게 된 것이다. 그 후부터 산모들에게 찬공기에 접하는 것을 금하게 되었을 가능성이 있다.

그러나 이는 앞뒤가 바뀐 생각이다. 처음에 찬공기에 접했기 때문에 피부가 시린 것이 아니다. 그보다 이전에 피부가 시릴 만한 문제가 발생한 것이다. 그 후에는 전과 다르게 공기가 차게 느껴지기 시작하였고, 이후로 같은 곳이 늘 시린 것이다.

처음에 찬공기에 접하기 전에 이미 교감신경계의 기능이 비정상적으로 변한다. 피부에서 교감신경계의 기능은 평소에는 혈관을 수축시키고, 특히 찬공기에 대해서 혈관을 더욱 수축시키는 것이다. 피부의 혈관이 수축하면 혈액순환이 감소하면서 피부의 온도가 떨어진다. 그 결과 피부가 차가워지고, 더 심해지면 시리고 고통스럽기까지 하게 된다.

산모는 앞에서 설명한 원인으로 이미 무릎이나 발에서 교감신경계의 기능이 증가하게 되었다. 그 후 찬공기에 대해서 교감신경계는 드디어 혈관을 심하게 수축시켜서 피부가 매우 차게 느껴지게 한 것이다. 교감신경계는 이미 이상이 생겼으므로 찬바람에 접할 때마다 항상 피부를 차게 할 뿐이다. 그러므로 같은 곳이 항상 차고 시린 것이다.

이와 비슷한 다른 경우를 생각해 보자. 어떤 사람은 간혹 빵이나 라면 등의 밀가루음식을 먹으면 속이 쓰리기 시작한다. 그 사람은 밀가루음식이 위를 나쁘게 한다고 생각하고 그 후에는 밀가루음식을 주의하게 된다.

그러나 반대의 경우가 더 가능성이 높다고 볼 수 있다. 대개 위염이나 다른 위장장애가 있는 사람은 밀가루음식을 먹으면 신물이 나고 속이 더 쓰리다. 반면에 위가 나쁘지 않은 사람들은 빵이나 라면을 아무리 먹어도 위가 불편하지 않다. 즉, 밀가루음식을 먹고 속이 쓰린 것은 그 사람이 이미 위의 기능이 정상이 아니기 때문에 생긴 것이지 밀가루음식이 처음부터 위의 기능을 망가뜨린 것은 아니다.

이와 같이 산모들이 찬기운을 싫어하게 된 것은 처음에 찬기운을 접한 것이 화근이 되어서가 아니다. 처음에 찬기운을 싫어할 수밖에 없게 몸 상태가 변한 후에 비로소 그 증세를 느끼기 시작한 것이다.

찬기운에 시린 증상은 산모에게만 있는 것이 아니다

설문조사를 해 본 결과 임신한 경력이 있는 여자들 100명 중에서 40명가량은 아무 곳이든지 피부가 차가운 곳을 한두 군데는 가지고 있었다. 그런데 이 증세는 노인 여자와 노인 남자들에게서도 발견되었다.

남자들은 거의 반수에서 크거나 작게 이런 증세를 가지고 있었다. 미혼 여자들조차도 100명 중에서 60명가량이 피부의 일부분에서 불편을 호소하였다. 어릴 때부터 손발이 극도로 시린 증세로 고생하는 청년들도 종종 있었다.

이는 피부의 일부분이 차고 시린 증세는 산모들만이 가진 증세도 아니고, 산후풍에 의한 증세도 아니라는 사실을 말해주고 있다.

찬공기에 노출되지 않도록 주의해도 결과는 비슷하다

피부가 시린 증세와 산후조리 방법과는 거의 상관이 없어 보인다. 피부가 차갑고 시린 증세는 산후조리 중에 찬바람을 철저히 피한 사람에서 더 적게 발생하지도 않았고, 마찬가지로 별로 주의를 기울이지 못한 사람에서 더 많이 발생하지도 않았다. 즉, 찬바람을 쐰 경력과 피부가 시린 증세는 아무런 관계가 없었다는 것이다. 그러므로 산후조리의 잘못으로 피부로 찬바람이 들어오는 증상이 생긴다고 말할 수 없다.

다만 발이 시린 사람들은 기억을 더듬어 가며 자신이 부주의한 적이 있었는지 찾아내려 하고 결국 한두 번의 경험을 회상해 낸다. 그 결과 자신의 발 시림의 원인은 바로 산후조리의 잘못으로 인한다고 결론을 내리게 된다. 이와 반대로 발 시림 증상이 없는 사람들은 자신의 부주의한 경험을 무시하며 지나쳐 버리는 경향이 있다.

실제로 자세히 찾아보면 산후조리 기간 내내 단 한 번이라도 찬공기에 노출된 적이 없는 사람은 거의 없다. 그 중에서 발이 시린 사람은 자신의 부주의를 탓하지만, 발이 시리지 않은 사람들이라고 해서 그 사람보다 더 주의를 많이 한 것은 아니었다. 산모들이 찬공기에서 완전히 멀리 있기는 거의 불가능하기 때문이다.

찬기운이 열린 땀구멍으로 들어온다?

모든 사람들이 최소한 얼굴과 손은 노출하고 산다. 이들이 일생을 살면서 뜨거운 곳에서 땀을 흘리다가 찬 곳으로 나갈 기회는 수없이 많이 발생한다.

만약 찬바람이 땀구멍을 타고 들어올 수 있다면 이때에 찬바람이 얼굴과 손을 타고도 들어올 수 있을 것이다. 그러면 모든 사람들이 최소한 손이나 얼굴이 시려야 할 것이다. 산모들은 몸이 특별한 상태라서 찬공기를 쐬는 것이 좋지 않다는 말은 그럴 듯한 근거가 안 된다.

모든 산모들이 대개 한두 번은 어쩔 수 없이 찬바람을 쐬게 된다. 예를 들어서 회복이 좀 된 산모는 남편이 오면 문까지 나가서 문을 열어주기도 한다. 그때 밖에서 불어오는 찬기운에 얼굴이 접촉하게 된다.

낮에 아무도 없는데 급히 일회용 기저귀가 필요하면 할 수 없이 가게에 다녀올 수도 있다. 이때 온몸을 아무리 싸맨다 해도 얼굴은 못 싸맨다. 슈퍼에서 돈을 낼 때 손을 안 꺼낼 수는 없다.

변기에 앉아도 좌변기의 플라스틱이 잠시 차갑다. 얼굴이나 손도 같은 피부인데 찬바람이 이런 곳으로는 안 들어오고 무릎 같은 곳으로만 들어온다 하기는 힘들 것이다.

찬공기가 열린 땀구멍을 타고 피부로 들어와서 온몸을 타고 다닌다면 미국인들은 거의 다 산후풍과 비슷한 증세에 시달려야 한다. 그들은 우리보다 운동을 훨씬 더 많이 하므로 땀구멍이 열린 상태에서 찬공기에 접할 기회가 우리보다 많기 때문이다.

그리고 대부분 어린이 때부터 풍(風) 증세가 생겨야 한다. 어린이들은 학교건 집이건 놀이터건 어디서든 땀이 나도록 뛰어논다. 심하게 뛰어 놀다가 몸이 더우면 여름이든 가을이든 웬만한 찬물은 머리에 마구 끼얹고 식히던 기억을 가지고 있는 사람들이 많을 것이다. 그러면 그 후에는 머리가 늘 시려야 하는데, 그런 증세로 고생하는 사람들을 찾아보기는 힘들다.

출산 후에는 산모의 몸이 예민해진 상태이기 때문에 찬공기로 인한 손상의 가능성이 높다고 생각하는 사람도 있을 것이다. 그러나 그럴듯한 증거를 대지 못할 바에는 이미 밝혀진 지식을 근거로 생각하는 것이 나을 것 같다.

언제든지 이론은 많다. 그러나 통계적인 숫자로든지, 실험적인 방법으로든지, 이미 밝혀진 지식으로든지 증명이 안 되면 그것은 그냥 이론일 뿐이다.

전신이 시리고 저리지는 않다

만약 시린 증세가 정말로 산후풍에 의한다면 등이고 얼굴이고 목이고 가슴이고 아무 곳이나 시리거나, 대개는 전신이 다 시려야 한다. 그런데 꼭 정해진 곳만 시리다는 것은 이것이 특히 교감신경계의 손상이 잘 오는 부위에만 주로 생긴다는 것을 시사한다.

찬물은 주로 손에 닿게 되고, 찬바람 역시 얼굴이나 목에서 주로 접촉하게 된다. 반면에 무릎이나 발은 바지를 입고 있거나 양말을 신고 접하게 된다. 그런데 시린 느낌은 왜 꼭 무릎이나 발 등에서 주로 오는가? 만약 찬기운이 문제라면 찬바람에 더 자주 접하는 얼굴, 머리, 귀, 목 근처에 느낌이 먼저 와야 할 것이다.

피부가 찬 원인이 밝혀졌다

피부가 시린 증상은 동양인에게만 있는 것은 아니다. 서양에서도 이런 증상이 있는 사람이 많아서 이에 대한 연구가 이미 많이 이루어져 있다.

서양인 중에도 손이 차고 시리거나, 손에서 식은땀이 나는 사람은 상당히 많은 편이다. 연구 결과, 이러한 사람들은 흉추의 교감신경의 기능이 너무 과다한 것이 밝혀졌으며 현재 2번, 3번 흉추교감신경차단술이 널리 시행되고 있다. 이 시술을 받으면 손은 즉시 따뜻해지고, 식은땀은 바로 말라서 손이 뽀송뽀송해진다.

무릎이나 발이 시린 사람에서도 요추교감신경차단술을 시행하면 차던 피부가 즉시 따뜻해진다. 단, 이 시술을 통한 효과는 영구적일 수도 있지만 때로 재발을 해서 반복적인 시술이 필요한 경우도 있다.

❀ 미역국에 집착하지 마라

우리나라 산모들은 아기를 낳고 최소한 21일간은 거의 흰쌀밥과 미역국만을 먹는다. 지금은 미역에 쇠고기를 넣거나, 조개 등의 해산물을 넣기도 하지만 옛날에는 미역에 간장만 넣고 끓인 것이 전부였다. 그나마 좀 다행스러운 것은 미역국에 참기름이나 들기름을 추가해서 지방질의 심한 결핍을 어느 정도 예방할 수 있었다는 것이다.

미역은 산모들이 먹기에 여러 가지 좋은 장점들을 많이 가지고 있다. 미역은 소화도 잘 되고 자극이 없는 음식이어서 산모가 먹기 좋다. 또한 매운 음식은 젖으로 나와서 아기가 매운 젖을 먹을 수 있다고 생각하였으므로 미역국은 그런 면에서도 적합해 보였을 것이다.

미역국을 먹으면 변도 잘 나온다. 산모는 땀을 많이 흘려서 수분과 염분을 더 많이 필요로 하므로 미역국을 먹는 것이 많은 도움이 되었을 것이다.

웬만한 산모들은 미역국을 한 달 내내 먹어도 별로 지겨워하지도 않는다. 미역국의 특성상 지속적으로 먹기도 쉽고, 많이 먹어도 살이 잘 안 찌니 여러 가지 장점으로 인해서 미역을 점점 많이 먹게 되었을 가능성이 있다.

그러나 그 많은 미역국의 장점에도 불구하고 미역국만을 먹는 것은 지혜로운 방법이 아니라고 볼 수 있다. 아무리 좋은 음식이라 해도 한 종류만 먹는 것은 좋지 않다. 음식을 골고루 먹어야 한다는 것은 이미 영양학에서 오래 전에 증명된 가장 보편적인 지식이 되었다. 많은 연구 결과 젖을 더 잘 나오게 하는 특별한 음식은 아직 밝혀지지 않았다.

과거에는 국거리가 넉넉지 못했고 미역도 고급음식이었으므로 산모들에게 있어서 미역국은 거의 최상의 음식이었다. 그러나 현대에는 먹을 것이 너무 다양하고, 양도 풍부하다. 굳이 미역국만 먹을 필요가 없다. 미역국을 너무 선호하면 다른 음식을 먹을 기회가 줄어들고 그로 인한 문제점들이 생길 수 있다.

요즈음은 과거와 같이 삼칠일간 오로지 미역국만 먹는 산모는 거의 없다. 산모들이 다른 음식을 비교적 잘 챙겨먹는 것 같다. 그렇다 할지라도 아직은 편식이 매우 심한 편이다.

산후의 회복을 위해서 미역국만을 주로 먹는 것은 과연 산모에게 그만큼 도움이 되는가? 먼저 미역의 성분에 대해서 살펴보자.

미역의 성분(마른 미역 100g 기준)

□열량	203kcal	□수분	16.0%	□당질	34.5g
□단백질	20.3g	□지방	1.3g	□섬유질	4.0g
□칼슘	959mg	□나트륨	6.10mg	□칼륨	5.50mg
□인	307mg	□철분	9.1mg	□비타민 A	555RE
□비타민 B$_1$	0.26mg	□비타민 B$_2$	0.26mg	□나이아신	4.5mg
□비타민 C	18mg	□요오드	57mg		

위의 성분에서 보면 마른 미역인데도 100g당 칼로리는 200kcal 정도이다. 이는 보통의 음식들에 비해서는 반도 안 되는 것이라 할 수 있다. 즉 많이 먹어도 고칼리 음식이 아니라서 살이 찔 염려가 적다는 것이다.

그리고 미역에는 당질, 단백질, 지방 등의 3대 영양소를 제외하고 섬유질이 많은 것을 알 수 있다(4000mg). 이는 보통의 채소보다도 몇 배나 많은 것이다.

미역에 있는 섬유질을 '알긴산'이라 하는데, 이것은 해산물 중에서 미역이나 다시마 등에만 주로 있는 섬유질이다. 미역은 칼슘의 함유량도 비교적 높다. 특히 미역과 다시마에 요오드가 많이 함유되어 있다는 것은 이제 대부분의 사람이 알고 있는 기본 상식이 되었다.

그러나 미역이 지닌 여러 가지 장점에도 불구하고 산모들에게 미역국을 위주로 한 식사를 주장해 온 것은 이제 수정되어야 한다. 산모에게 미역국이 '생명의 젖줄'이라도 되는 양 쏟아 부었던 찬사는 이제 거둬들여야 한다. 그것은 더 이상 현대 의학과 식품영양학의 관점에서 과학적이고 합리적인 이유를 갖지 못하기 때문이다.

미역국은 정말 산모의 피를 맑게 할까

미역국을 먹으면 산모의 피가 맑아진다는 속설이 널리 퍼져 있다. 그러나 그 말에는 우선 '산모의 피는 맑지 않다, 혹은 더럽다'라는 전제가 있어야만 한다. 그 전제는 과연 일리가 있는 말일까?

굳이 사람의 피를 맑다, 맑지 못하다고 구분하려 한다면 사실은 산모의 피가 더 맑다고 볼 수도 있다. 임신 중에는 피 속에 수분이 더 많아져서 그 속의 모든 세포들이 농도가 낮고 희석되어 있다. 그러니 맑다, 맑지 못하다고 구태여 구분한다면 산모의 피는 일반인보다 오히려 더 맑은 편이다.

만약 '피를 맑게 한다'는 말이 피를 오염시킨 나쁜 성분들을 빼준다는 의미라면 이는 산모의 피가 다른 사람들에 비해서 더 오염되어 있다는 의미가 된다. 그러나 산모의 피가 다른 사람들보다 더 더럽거나 더 나쁜 성분들을 포함한다는 증거는 없다. 균이 있는 것도 아니고 중금속에 더 오염된 것도 아니다.

추측건대 산후에 산도에서 오로가 계속 흘러나오니 옛날 사람들은 이

것이 마치 몸에서 더러운 것이 나오는 것이라고 믿었을 가능성이 있다. 오로는 초기에는 매우 붉고 여러 가지 찌꺼기 같은 것을 함유하고 있다. 그러므로 산모의 몸에는 이렇게 배출되어야 할 물질이 많으므로 이를 빼주고 피를 전과 같이 깨끗하게 하기 위해서 미역국이 필요하다고 생각했을 가능성이 있다.

하지만 미역국이 오로를 더 잘 나오게 한다고 믿고 싶어도 이것이 미역의 가치를 높여주지 못한다. 태반이 떨어져 나간 자리는 제 속도대로 천천히 회복되어서 스스로 완전히 아물게 된다. 자궁의 회복은 누구나 상관없이 거의 일정한 시간이 지나야만 완성되는 것이기 때문이다.

만약 산모의 몸이 어떤 나쁜 성분, 꼭 빼주어야 할 성분에 오염되어 있어서 이를 맑게 해주기 위해서 미역국이 필요하다면 이 성분을 다 빼내기 전까지는 아기에게 젖을 먹이면 안 될 것이다. 산모의 몸에 있는 온갖 성분들은 젖으로 흘러나올 수 있으며, 그렇게 되면 아기의 피도 맑지 못하게 될 수 있기 때문이다. 그러나 엄마의 젖의 어떤 성분이 아기에게 해로울 수도 있다는 연구는 거의 없다. 있다 해도 원인이 다 밝혀져 있다.

미역국은 젖을 잘 돌게 하는 최상의 식품일까

만약 알려진 대로 미역국이 젖이 잘 나오게 하는 훌륭한 식품이라면 우리나라 아기들의 평균 키나 체중이 다른 나라의 아기들보다 더 나갈 가능성이 높다. 세계에서 우리나라만 산후에 미역국을 먹기 때문이다. 그러나 우리의 아기들이 미역국을 먹지 않는 다른 나라의 아기들보다 체력 조건이 월등하다는 증거는 어디에도 없다.

산모에게 젖이 도는 것은 종족을 이어가기 위한 가장 기본적인 생리현상이다. 미역국 외에 어떠한 음식이든지 골고루만 먹고, 산모가 심신이 편한 상태에 있으면 젖은 잘 나오게 되어 있다.

미역 속에 가장 많이 들어 있는 알긴산이란 섬유소는 거의 흡수되지 않고 변으로 나가니 산모의 젖을 돌게 하는 영양소는 안 될 것 같다. 그리고 미역에 있는 기타 영양소들은 다른 음식에도 다 들어 있다.

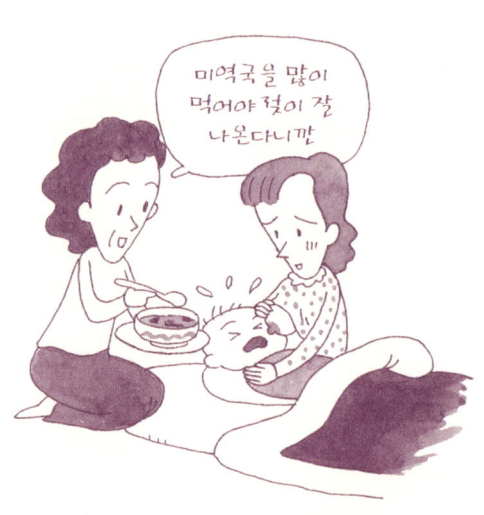

사실 젖이 잘 나오느냐, 아니냐는 다른 데에 원인이 있다고 보는 게 더 맞다. 음식보다는 젖 먹이는 요령이 부족하고, 끈기가 부족하여 조기에 포기하는 경우가 더 문제가 될 것이다. 그 외에도 과다한 땀 흘림으로 인한 탈수, 편식으로 인한 영양결핍, 육체적·정신적 스트레스, 시댁에서의 정신적인 불편감 등 다양한 요인들이 젖의 생성을 방해한다.

특히 아기가 못 빨아도 젖을 자주 물리는 것은 매우 중요하다. 젖은 노력하면 점차 많아진다. 초기의 어려운 기간을 인내하면서 넘기면 미역국을 먹든, 안 먹든 젖은 잘 나오게 되어 있다.

미역 속의 요오드는 산모의 회복에 많은 도움이 될까

미역 속에는 요오드가 풍부하다. 이 요오드는 갑상선호르몬을 만드는 데 사용되어진다. 갑상선호르몬은 인체의 대사를 왕성하게 하거나 조절하는 호르몬이다.

미역을 좋아하는 사람들은 미역 속의 요오드가 갑상선호르몬의 생성을 왕성하게 해주어서 산모에게 많은 도움이 된다고 말한다. 과연 이 이론은 합리적인지 살펴보자.

요오드는 갑상선호르몬의 주원료가 된다. 따라서 요오드를 많이 먹으면 호르몬도 많이 만들어져 몸의 기능이 왕성하게 돌아갈 것으로 믿기가 쉽다. 그러나 우리나라 사람은 해조류를 많이 먹기 때문에 이미 필요한 요오드 양의 5~10배 정도를 더 섭취하고 있다. 요오드의 섭취량은 이미 넘치고 있으므로 산모가 미역을 많이 섭취할 적당한 이유는 되지 못한다.

또한 요오드는 우리의 생각대로 쉽게 움직여주지 않는다. 예를 들어 갑상선기능저하증 환자가 미역, 다시마, 김 등 요오드가 함유된 음식을 많이 먹으면 좋을 것 같지만, 그럴 경우 갑상선 기능이 올라가지 않고 오히려 반대로 증상이 더 심해지기도 한다. 정상인도 장기간 요오드를 과다 섭취하면 갑상선기능저하증이 많이 생기는 것으로 의학계에 알려져 있다.

물론 요오드가 갑상선호르몬의 합성에 필요하기는 하다. 그러나 평소에도 넘치도록 섭취하고 있었고, 그 도가 지나쳐서 병까지 올 정도였다면 산모들이 이를 더 섭취할 타당한 이유가 있을까?

영양 섭취의 문제는 없는가

과거 우리나라의 산모들에게 있어서 영양실조 문제는 심각한 수준이었던 것 같다. 산후조리 기간 내내 간장만 넣고 끓인 미역국에 흰쌀밥만 먹은 경우가 상당히 많았기 때문이다.

한 끼에 흰쌀밥을 세 그릇, 네 그릇을 먹어도 이는 칼로리를 많이 섭취하는 것일 뿐 다양한 영양소를 골고루 섭취하는 것은 되지 못한다. 이 경우 얼굴이 살쪄서 훤하게 빛나고 몸이 좋아보일지 모르지만 실제 몸 상태는 매우 취약해진다.

인체가 살아나가기 위해서는 당질이나 단백질, 지방 등도 꼭 필요하지만 다양한 종류의 비타민이나 무기질 또한 없어서는 안 될 중요한 영양소들이다. 한 가지 음식만 반복해서 먹으면 이런 미량의 원소들의 결핍은 심해지게 된다.

아무리 많은 양을 먹어도 한 가지만 먹으면 영양소가 부족해진다. 그 결과 속이 허전한 듯하고 힘이 없어진다. 이렇게 되면 힘을 내려고 음식을 점점 더 많이 먹을 수도 있다. 힘들고 피곤하니 몸에 좋다는 음식을 찾게 되고 결국 점점 더 이상한 음식들을 해먹기도 한다. 피곤하니 쉬어보려고 더 많이 누워있게 되고 활동을 줄인다. 이러한 보상행동들의 결과는 매우 좋지 않은 것이다.

칼로리 섭취는 더 많아지고 활동이 감소하게 되니 적당한 체중 감량에 실패하거나 살이 더 찌게 된다. 늘 쉬려고만 하니 근력이 약해지고 산후의 바람직한 회복은 더 늦어지게 된다. 이는 최종적으로 산후의 합병증을 늘리고 산후 비만을 유발하게 된다.

미역국을 어떻게 먹는 것이 바람직할까

　오랫동안 전통으로 굳어진 미역국을 산모의 상에서 내려버리기는 힘들 것이다. 또한 미역국을 덜 먹으려고 노력할 필요도 별로 없다.
　미역은 비만 문제가 덜 생기니 먹고 싶은 만큼 먹어도 된다. 미역국을 너무 많이 먹는다고 갑상선에 문제가 생기는 일은 거의 없다. 갑상선에 이상이 없는 사람은 요오드를 상당히 많이 먹어도 대개 별 문제가 안 생기는 것으로 알려져 있다.
　중요한 것은 미역국을 먹기 위해서 너무 집착하지 않아도 된다는 것이다. 꼭 세 끼 다 미역국을 먹으려 애써 노력할 필요는 없다. 여의치 않으면 된장국이나, 부드럽게 끓인 김칫국이나, 기타 아무것이나 골고루만 먹으면 된다.
　너무 먹어서 지겨우면 안 먹어도 된다. 미역의 좋은 점을 알지만 젖이 돌기 위해서 반드시 먹어야 할 음식도 아닌 바에야 그렇게 노력할 필요까지는 없는 것으로 보인다.
　만약에 미역국을 세 끼 다 먹고 싶다면 그것도 좋다. 다만 이때에는 반찬을 매 끼니마다 여러 가지로 골고루 먹어서 필수 영양소 섭취 부족으로 인한 무리가 없도록 하면 될 것이다. 반찬에는 고기를 포함하여 한국적인 반찬들이 여러 가지로 골고루 있도록 하는 것이 좋다.
　식단은 매회 돌아가면서 다른 것을 포함하도록 하는 것이 좋다. 가능하면 다양하게 먹으려고 노력하는 산모일수록 젖의 분비도 좋고, 몸의 회복도 빠를 수 있다.

❀ 회복을 위해 적당한 활동을 해주어야 한다

분만 후 산모는 온몸이 자주 쑤시고, 무겁고, 피곤하다. 아직 환도가 아픈 것도 호전이 덜 되어서 돌아눕거나 자리에서 일어날 때마다 허리가 아프고 쿡쿡 쑤신다.

자궁의 수축으로 인해 배가 갑자기 아프기도 하고, 너무 자주 오로를 처리하기도 피곤하다. 젖이 잘 안 나오면 짜느라 힘들다. 아기에게 젖을 물리려면 움직이지 않고 잘 견뎌야 한다. 밤낮이 바뀌어서 울어대는 아기는 아빠도 산모도 다 지치게 한다.

산모의 몸에 문제가 생기면 때로 병원에도 다녀와야 한다. 아기가 미숙아이거나 황달이 있어서 입원이라도 하게 되면 자신의 몸도 돌보지 못하고 매일 병원을 들락거리며 아기의 상태를 확인해야 한다. 도우미의 도움을 받고 누워있기도 마음이 편치 못하니 긴장도 자주 된다.

산모는 이러저러한 이유로 자주 피곤하고 힘들다. 그래서 산모들은 쉴 수 있는 시간이 생기면 언제나 휴식을 취하려고 노력하게 된다. 산모에게 충분한 휴식이 필요하다는 것은 누구나 인정하는 사실이다.

그러나 우리의 산후조리 문화는 산모에게 너무 심하게 쉴 것만을 권하는 경향이 있다. 상당수의 산모들은 쉬어야 한다는 강박관념으로 먹고, 화장실 가고, 아기 돌보는 기본적인 활동 외에는 전부 누워서 쉬려고만 하는 경향을 보인다.

게다가 친정어머니가 돌봐 주는 경우엔 산모의 활동이 더욱 줄어든다. 어쩌다 딸이 나와서 움직이는 기미라도 보이면 기겁을 하면서 들어가 쉬라고 방 안으로 밀어 넣는다.

분만 초기에는 특히 충분한 휴식이 필요하다. 그러나 분만으로 인한 몸의 탈진과 변화는 분만 후 일주일이면 어느 정도 회복된다고 볼 수 있다. 분만 후 2주 정도가 되면 회음부의 상처가 간혹 아플 수 있고 오로가 아직 나오는 중에 있다. 그러나 분만으로 인한 불편은 90% 이상 회복이 가능할 것으로 본다. 호르몬으로 인해 약해진 조직의 강도는 천천히 회복되지만 이는 허약함의 문제는 아니라고 볼 수 있다.

문제는 근육을 사용하지 않고 누워서 쉬는 시간이 길어지면 근육의 양과 근력이 급속히 감소한다는 것이다. 인체의 근육, 힘줄, 뼈 등은 쓰면 쓸수록 강해지고 안 쓰면 안 쓸수록 약해진다. 한 달 정도 침상에서 쉬기만 하면 팔 다리의 근육의 두께가 10~15% 정도 위축이 오고 근력은 그보다 훨씬 더 떨어진다는 연구 보고가 있다.

휴식만 취하면 뼈 속에서 칼슘이 빠져나가서 골밀도 역시 빠르게 감소한다. 산모가 한 달간 아기 돌보는 일 외에 전적으로 쉬기만 한다면 중요한 근육들이 약해져서 산모의 체력은 분만 전보다 많이 떨어질 가능성이 있다.

도우미가 전적으로 집안일을 해줄 때는 충분히 쉴 수 있어 좋았다. 그러나 도우미는 언젠가는 떠나야 한다. 그 후부터 모든 일은 산모 혼자서 알아서 해야 한다. 그동안 누워 쉬기만 하던 산모는 갑자기 엄청난 양의 집안일을 맞게 되는 것이다.

서서히 문제가 발생하기 시작한다. 갑자기 집안일을 감당하려니 체력에 한계가 오기 시작한다. 전에는 넉넉히 해치우던 일들이었는데 이제는 하나하나가 체력에 버겁다. 약간만 일을 해도 피곤하고 지쳐서 눕고만 싶어진다.

산모들은 피곤함의 원인을 아직 회복이 덜 되었기 때문이라고 추정할 것이다. 그리고 틈만 나면 더 쉬려고 노력할 것이다. 그러나 길고 긴 휴식 후에도 몸은 잠시만 개운해질 뿐이다. 조금만 일을 하면 다시 또 지쳐서 허덕거릴 뿐이다. 빠른 회복을 위해서 조금이라도 더 쉬려고 노력했던 산모들은 오히려 더 망가진 상태로 집안일에 던져지게 된 것이다. 문제는 피곤에서 끝나지가 않는다.

인체의 근육이나 인대, 힘줄은 평소 하던 만큼만 일을 할 때는 잘 견딘다. 그러나 평소에 안 하던 일을 갑자기 많이 하거나, 자신의 인대와 힘줄들이 견딜 수 있는 한계보다 더 많은 일을 하면 찢어져 버릴 수 있다. 미세하게 보면 찢어진 것이고 크게 보면 늘어진 것이다.

산모의 근육과 인대, 힘줄은 호르몬으로 인해 약해진 상태에서 아직 회복이 덜 되었다고 볼 수 있다. 거기에 휴식으로 인해서 조직들이 더 약해져 있으니 이 상태로 갑자기 집안일을 시작한 산모의 근육과 관절은 거의 비명을 지르게 되는 것이다. 드디어는 몸의 여기저기 근육이 뭉치거나 손상이 오고 통증이 생기기 시작한다.

하지만 산모가 아프다고 집안일이나 아기 돌보는 일이 줄어들지는 않는다. 형편상 다시 전적으로 산모 일을 도와줄 사람도 이제는 없다. 산모는 아픈 관절을 이끌고 하던 일을 계속해야 한다.

이 손상이 가벼울 경우는 그 상태에서 일을 중단하기만 하면 대개 거의 나을 수 있다. 그러나 무리가 되는데도 일을 계속해야 하거나, 혹은 처음의 손상이 심했던 경우는 이 통증이 영구히 지속될 수도 있다. 이때에는 치료를 하면 병이 일시 회복되어 나은 듯이 보이기도 한다. 그러나 후에 약간만 사용해도 통증이 재차 반복되어 생기게 된다.

이렇게 되면 산모의 근육과 관절의 통증은 수십 년 후까지라도 지속될 수 있다. 산후조리를 잘 못한 후 생긴 통증이 결국 만성통증이 되어가는 것이다. 이 경우를 '아기 몇 낳고 골병들었다' 고 표현하는 사람도 있다.

지금까지 우리나라에는 산후조리에 대해 다루고 있는 책들이 여러 권 나왔다. 대부분의 책들은 산모들에게 충분한 휴식을 권한다. 적당한 운동의 필요성도 권한다. 그러나 산후에 발생한 시림이나 통증의 원인은 찬바람을 쐬어서라든가 무리를 했기 때문 정도로 해석을 한다. '충분한 휴식' 이란 권고 속에 숨겨진 체력의 약화와 손상의 상관관계에 대해서는 별로 고려를 안 하는 것 같다.

그러므로 우리의 산모들은 산후조리 후 몸이 왜 나빠졌는지 원인을 모르게 된다. 그들은 단지 자신이 산후조리 기간 동안 찬바람을 주의하지 못했거나 충분히 쉬지 못하여서 그러한 결과가 생긴 것이라고 생각하게 된다. 그 결과 다음에는 더 오래, 완전히 쉬면서 조리를 해야겠다고 생각하게 된다.

그래서 어떤 산모는 몸이 여기저기 너무 아프니 차라리 아이를 다시 하나 더 낳아서 완전하게 산후조리를 해서라도 관절통을 고쳐볼까 생각하기도 한다. 그러나 이는 생각대로 그리 쉽지는 않다. 원인에 대한 정확한 평가가 이루어지지 않았기 때문이다. 오래 쉴수록 몸은 더 약해지고 그 후에 감당할 육아는 산모의 몸에 더 큰 무리를 안겨줄 가능성이 높다.

충분한 휴식이란 무조건 오래 쉬는 것만을 의미하지는 않는다. 일상생활 중, 혹은 힘든 일을 하는 중에 몸이 힘들다는 느낌을 받으면 피로가 웬만큼 풀릴 정도의 휴식을 취하면 된다.

　장기간의 침상 안정은 결합조직의 약화와 골다공증뿐 아니라 관절의 굳어짐, 면역의 약화, 노화의 촉진, 균형감각의 감소 등등 이루 말할 수 없이 많은 부작용을 일으킬 수 있다. 그러므로 현대 의학에서는 장기간의 침상 안정을 절대로 권하지 않는다.

　의사들은 정상 분만이든 제왕절개수술을 하든 출산 다음 날부터는 힘이 들어도 누워있지 말고 일어나서 몸을 움직이라고 권한다. 산후에 너무 쉬기만 하면 다리나 골반 내 정맥에서 피의 흐름이 늦어져서 혈전이 생길 수도 있고, 회복을 늦출 수 있기 때문이다. 정맥의 혈전증은 우리나라에는 적지만 드물게 산모가 사망의 위험에 직면할 수도 있다.

　하지만 산후에 빨리 일어나서 활동하면 기분도 좋아지고, 정신적으로 자신감도 생긴다. 변비 증세도 좋아지고, 소변을 보기도 더 쉬워진다.

　결론적으로 말하면 오래 쉬는 것은 나중에 더 불편한 합병증만을 일으킬 수 있으므로 본인이 할 수 있는 범위 내에서 움직이는 것이 차라리 낫다. 오래 쉰 후에는 그만큼 오랜 재활의 기간이 필요하다. 그러나 산모에게 충분한 재활기간을 만들어 줄 사람은 아무도 없다.

　산모는 몸에 무리가 가지 않는 범위 내에서 일상생활을 하며 스스로 약해지지 않도록 휴식과 일을 병행하는 것이 좋다. 분만 후 2~3일만 지나면 집안일을 서서히 시작해 본다. 단, 인대와 힘줄의 손상이 오지 않는 범위 내에서 가볍게 시작하고 이를 점차 늘려가야 한다.

　인대나 힘줄의 손상이 오지 않는 범위란 어느 정도를 말하는가? 스스로 너무 힘이 드는 동작이나 부자연스런 동작을 취하지 않으려 노력하면 된다. 만약 움직이는 중 관절의 어딘가에서 '시큰' 하는 통증이 느껴지면 이는 조직이 늘어난 것이다.

다행히 인체는 굉장히 무거운 것을 들어올리거나, 심하게 뛰다가 다치거나, 교통사고와 같이 강한 충격이 아니고 자신의 보통의 동작에 의해 손상이 올 때는 단번에 심한 손상이 일어나기는 힘들다.

이 정도의 가벼운 손상에 대해서는 더 이상 일을 하지 않는 것만도 굉장히 좋은 치료법이 된다. 일을 하다가 손목이나 어깨, 허리, 무릎 등에서 통증이 일어나면 그대로 그 동작을 중단하고 쉬는 것이다. 이때야말로 도우미가 필요한 때이다. 이 정도 가볍게 주의를 기울이거나 약간의 치료를 하는 것만으로도 대부분 잘 회복된다. 2~3일 쉬다가 통증이 없으면 다시 서서히 일을 시작할 수 있다.

이렇게 해서 활동을 늘려 가면 인체의 근육과 관절은 서서히 강도가 증가한다. 산모는 2주, 3주째에는 좀더 힘든 일을 할 수 있을 것이다. 3주나 한 달이 지나면서 도우미가 떠나도 산모는 하던 일의 양이 늘어서 힘이 조금 더 들뿐이다. 이때부터 엄청난 삶의 무게에 짓눌려서 힘들어하고, 헉헉거리고, 우울해하고, 울면서 넘기지 않아도 될 것이다.

❀ 물을 두려워하지 마라

우리의 산후조리 전통은 산모들에게 21일 동안 씻는 것을 거의 금기시 한다. 몸을 씻으면 문제가 발생한다고 믿었고, 실제로 그런 경우도 있었다.

무엇보다도 예전에는 부엌이 추웠으므로 목욕통 속에 몸을 담그고 씻어야 하는 것이 문제가 되었다. 목욕 중에 회복이 덜 된 산도로 물이 들어가면 염증이 생길 가능성이 높아진다. 산모들이 목욕만 하고 나면 고열이 나고 오로에서 냄새가 나더니 사망하는 경우가 자주 생기는 것이다. 결국 조상들은 산모를 보호하고자 산모에게 삼칠일간 목욕을 금하는 극단적인 처방을 내린 것이다.

또한 머리를 감으려고 쪼그려 앉으면 '환도가 시다'고 표현하던 천장관절이 더 벌어지고 통증이 악화되기도 한다. 이 자세로는 자궁이 눌리면서 오로가 갑자기 많아지고 더 붉어지기도 하니 머리 감기를 금한 것은 어느 정도 필요한 금기사항이었다.

그러나 이제는 이러한 금기사항에 주의하지 않아도 된다. 지금은 욕실이 추운 집은 거의 없으므로 탕 속에 들어가지 않고 물을 머리부터 뿌려가며 샤워만 해도 된다. 이때는 물이 산도로 들어갈 염려가 없으므로 마음껏 해도 된다. 또한 머리를 감으려고 쪼그려 앉을 일은 거의 없고 선 자세로 머리를 감을 수 있으니 역시 별 문제가 생기지 않는다.

산모들 가운데 몸을 씻는 것마저 산후풍의 원인인 줄 알고 있는 사람이 많다. 그러나 금기 기간 내에 목욕을 한 것은 '염증이 생기느냐'의 문제이지 '후에 산후풍이 생기느냐'의 문제는 아니다.

우리나라의 산모들은 몸을 매우 덥게 하므로 항상 땀에 절어 있기 때문에 몸에서 냄새도 많이 날 것이다. 오로를 많이 흘려서 하체가 지저분해질 수도 있다. 몸이 피곤하니 따뜻한 물에 샤워를 하고 싶기도 하다. 그러므로 탕에 몸을 담그지 않는 범위 내에서 샤워를 하여 피로도 풀고 몸도 위생적으로 관리하는 게 좋을 것 같다.

❀ 딱딱한 음식, 먹어도 된다

일반적으로 산후에는 딱딱한 음식을 먹지 못하도록 하고 있다. 실제로 이런 조치는 타당한 일면도 있다. 임신 중에 증가한 각종 호르몬들은 잇몸의 출혈을 일으키거나, 이가 흔들리게 하기도 한다. 이런 증상은 산후 수개월이 지날 때까지 지속될 수 있으므로 단단한 음식을 씹어 먹으면 이가 손상될 위험이 있기는 하다.

그러나 너무 무른 음식만 찾다 보면 문제가 생길 수도 있다. 딱딱한 것을 못 먹는 것은 잇몸에 이상이 생긴 사람이거나 이가 흔들릴 가능성이 높은 사람에게 해당하는 금기사항이다. 잇몸과 이에 이상이 없는 사람은 매우 딱딱하거나 심하게 질긴 음식 외에는 다 먹을 수 있다.

스스로 잇몸이 부은 것을 느끼거나 이에 통증이 있는 경우는 주의를 해야 할 것이다. 약간씩 불편한 느낌이 생기면 이런 음식을 중단하기만 해도 회복이 될 수 있다. 호전이 안 되거나 처음부터 좀 심한 듯하면 조기에 치과에 가서 치료를 받을 수 있다. 결국 치아의 문제를 해결하여 어느 정도의 음식은 다 먹도록 허락하는 것이 낫다.

웬만한 음식을 먹어도 이가 아프거나 시리지 않으면 문제는 없다고 볼 수 있다. 특별히 이에 문제가 없는 사람이 남들과 같이 과도하게 음식을 주의하느라 어려움을 겪을 필요는 없다고 생각한다.

산모에게 딱딱하거나 질긴 음식, 찬 음식, 또는 더 나아가서 매운 음식, 염분이 많은 음식 등등으로 음식의 종류를 너무 많이 제한하면 산모는 먹을 것을 고르기에 매우 어려워할 수 있다. 금기사항에 걸리지 않는 음식 고르기가 만만치 않다. 결국 산모는 귀찮기도 하니 다 포기하고 그냥 미역국만 먹으면서 버티려고 할 수도 있다.

음식을 너무 절제시키면 영양소가 결핍될 가능성이 생기게 된다. 영양소가 결핍되면 모유 생성의 문제, 회복의 지연 등 다양한 문제가 생길 수 있다.

따라서 산모에게는 어떠한 음식이든지 골고루 먹을 수 있게 해주어야 한다. 고기는 연하게 요리하고, 매운 음식이 부담되면 좀 덜 맵게 하여 먹으면 된다. 신선한 채소와 과일도 걱정이 되면 좀더 잘게 잘라서 먹으면 된다.

그렇다면 이번에도 찬 음식은 금기의 대상인가? 찬 음식의 찬기운이 이를 타고 들어가서 병을 일으키지는 못한다. 다른 사람들에게서 이런 일이 생기지 않는데 유독 산모에게만 문제가 된다고 할 수는 없을 것이다. 그래도 찬 음식이 무서우면 냉장고에서 꺼내 두었다가 먹으면 된다.

먹고 싶은 것을 마음껏 먹지 못하는 것도 큰 스트레스가 된다. 그렇지 않아도 회복과 육아 문제로 지치고 피곤한 산모에게 음식 문제로 인한 불필요한 짐을 하나 더 안겨주지 않는 것이 좋을 것 같다. 특별한 문제가 밝혀지지 않은 이상 먹고 싶은 음식이라도 마음껏 먹을 수 있으면 영양 섭취도 고르고 회복도 빠를 수 있을 것이다.

❂ **산후조리는 연속적인 과정이다**

산후에 정상 생활까지의 회복 기간은 얼마가 되어야 할까? 우리는 그 기간을 보통 삼칠일이라고 해서 이 기간만큼은 꼭 필요한 조리 기간으로 보았다. 아마도 이러한 전통적인 방식에서의 삼칠일이란 것은 목욕을 해도 산도에 염증이 생기지 않는 기간을 경험적으로 체득해서 지키게 된 것으로 추정된다.

의학적으로 산욕기란 자궁이 원래의 크기로 돌아오는 기간을 정한 것으로서 우리의 산후조리 기간의 두 배인 6주이다. 이것은 자궁의 회복만을 두고 본 것이고 다른 기관의 정상 회복과는 관계가 적다고 볼 수 있다.

산모의 관절을 이루는 인대와 힘줄의 강도는 임신 중에 약해져 있다가 5~6개월은 지나야 전과 같은 수준으로 회복되는 것으로 알려져 있다. 또한 젖을 먹이는 중에는 언제나 산후로 보아야 한다는 의견을 가진 사람도 있다.

종합적으로 볼 때 인체의 상태는 엄밀히 말하면 젖을 뗀 후라야 원래의 몸으로 돌아간다고 보면 합당할 것 같다. 그러므로 '산후조리 기간'을 넓은 의미에서 보면 분만 후에 몸이 전과 같은 수준으로 돌아오기까지의 기간으로 볼 수 있을 것 같다. 이 경우 젖을 먹이는 산모의 경우는 젖을 뗄 때까지로 보고, 젖을 먹이지 않는 경우는 5~6개월 정도로 보면 좋을 것 같다.

어떤 산모들은 산후 6~8개월이 되었을 때에도 아직 몸이 전과 같지 못하다고 느끼기도 한다. 그러나 이는 아마 체력의 증강을 적당히 이루지 못하고, 육아와 가정 일에만 끌려다니며 살다가 몸이 허약해진 사람들이 느낄 수 있는 후유증이 아닌가 생각이 든다. 만약 분만 후 체중의 원상회복까지 고려한다면 1년 이상은 몸을 지속적이고 계획적으로 관리하는 것이 필요하다고 할 수 있다.

좁은 의미에서의 '산후조리 기간'이란 '분만 후에 특별히 주의하여 할 것을 하고, 하지 않을 것을 하지 않아야 하는 기간'이라고 볼 수 있을 것이다.

이 기간은 과거 우리의 전통 의학에서 잡고 있는 3주 정도가 적합할 것 같다. 인도에서 22일간 기간을 정해 놓고 산모에게 특별대우를 해주는 것을 볼 때에도 이 정도의 기간은 주장하기에 힘을 더 얻을 수 있을 것 같다.

그러나 이 날이 절대적인 기준점이 될 정도로 큰 의미를 가지는 것은 아니다. 마치 이 날이 어떤 마술적인 힘이라도 가진 것처럼 생각해서 3주가 끝나는 바로 그 시점에서부터 갑자기 산모의 몸이 좋아지는 것은 아니기 때문이다.

이 기간이 지나면 자궁의 회복은 아직 좀 안 되었더라도 산도의 감염에서는 보다 자유로워질 수 있다. 분만 후 3주 동안 산모의 체력은 초기에는 휴식시간을 길게 가지지만 끝에 가서는 집안일을 70~80% 정도까지는 부담 없이 할 수 있을 정도로 회복되어야 한다.

이 기간에 샤워는 가능하나 욕조에 몸을 담그는 목욕은 금해진다. 몸을 과다하게 뜨겁게 할 필요는 없다. 초기에는 몸을 좀더 따뜻하게 하다가 점차 보통 수준의 쾌적한 온도로 조절한다. 몸을 구태여 차게 할 필요도 없으며, 찬바람을 쐬는 것에 너무 경각심을 가지지 않아도 된다.

아기의 감염을 막기 위해서 외출은 최대한 절제하고, 만약 외출을 하게 된 경우는 사람이 많은 곳에 다니면서 균을 옮아서 들어오지 않도록 주의해야 한다. 외출 후에는 손과 얼굴을 씻고, 외부에서 들어온 물건을 만진 경우에도 손을 씻어서 균의 전파를 막는다. 미역국은 원하는 대로 먹되 적당한 영양 섭취를 위해서 반드시 여러 가지 반찬을 골고루 섭취해야 한다. 이 정도면 3주간의 산후조리 기간이 마쳐간다.

초기 3주가 지나면 주로 산모의 손상 방지와 아기의 감염 방지가 가장 중요한 목표가 아닐까 생각된다. 3~4주가 지나면 아기의 수면주기가 바뀌고, 요구사항도 점점 더 늘어난다. 산모가 감당할 아기의 체중의 부담과 육아일도 많아지게 된다.

산모는 육아와 가사일을 하는 동안 관절이 다치지 않도록 더 신경을 써야 할 것이다. 이를 위해서는 산모의 체력이 적당히 증가해 있어야 한다. 체중도 원래만큼으로 감소하기 위해서 활동을 늘리도록 노력해야 한다.

외출은 영아가 어느 정도의 면역기능을 가지는 100일 정도가 지나야 좀더 자유로워질 것이다. 이 후로도 유아의 감염 방지를 위해서는 항상 주의사항을 잘 따르는 것이 좋을 것이다.

❀ 산후조리는 누구의 도움을 받을 것인가

과거에는 산모가 어디서 산후조리를 하느냐에 따라서 극적으로 다른 생활을 하게 되었다. 산모가 친정으로 가게 되면 어머니의 따뜻한 보살핌 가운데 마음 편히 3주간을 쉬다가 올 수 있었다.

시댁에서 조리를 하는 경우는 웬만큼 잘 사는 집이 아닌 경우는 시어머니 눈총이 무섭거나 또는 미안한 마음이 들어 편히 누워 쉴 수가 없었다. 할 수 없이 이 핑계 저 핑계 대며 부엌으로 들락거리다 보면 힘든 일도 혼자하게 된다.

그러나 오늘날에는 산후조리 방식이 좀더 다양해진 편이다. 최근에는 아예 산후조리만을 전문으로 해주는 곳이 생겼다. 따라서 산모들은 부모님께 부탁을 할 수도 있고, 산후조리원에 갈 수도 있고, 산후조리사와 계약을 하고 집으로 오게 할 수도 있다. 아니면 남편이 출산휴가를 받아서 돕거나 그도 안 될 경우엔 퇴근 후의 지원을 받을 수가 있다.

최악의 경우는 금전적이나 환경적인 이유에 의해 어느 누구에게도 도움을 청할 수 없을 때이다. 게다가 남편이 아내의 산후조리에 관심이 적은 경우에는 산모가 받는 정신적, 육체적 부담이 더욱 증가하게 된다.

그러면 산후조리는 어디에서 어떻게 하고, 누구의 도움을 받는 것이 가장 좋을까? 다음과 같이 각각의 경우마다 장단점이 있으므로 이모저모 잘 고려하여 판단하기 바란다.

친정어머니나 시어머니에게 도움 받는 경우

장점은 우선 비용이 적게 든다는 것이다. 특히 친정어머니는 산모인 딸을 조금이라도 더 편하게 해주려고 마음을 다할 테니 정신적으로 피곤함이 덜하다. 그리고 친정어머니와 딸 사이에는 모녀지간이라는 관계상 다소 마찰이 생기더라도 어떻게든지 해결해 나갈 수 있다.

시집갔던 딸과 결혼 전처럼 다시 가까이에서 보며 지낼 수 있다는 점에서 많은 친정어머니들은 딸의 산후관리를 자청하게 된다. 산모의 경우에도 심적으로 부담이 없으니 그때그때 자신이 원하는 바를 요구하고, 충족시킬 수가 있다.

시어머니를 통해서 산후조리를 하는 경우에는 좀 다르다고 볼 수 있다. 며느리의 출산은 물론 시어머니의 입장에서도 반가운 일이며 경사임에 분명하다. 그러나 며느리의 산후조리를 도와주는 문제는 시어머니 입장에서 쉬운 것만은 아니다.

전통적으로 우리나라의 시어머니들은 며느리에게 주는 것보다는 받는 데에 더 익숙해있다. 그러나 이제는 며느리를 도와주는 입장이 되어야 한다. 시어머니로서 며느리가 친정으로 떠나는 것을 보는 것도 편하지 않다. 그러다 보니 내키지 않지만 며느리의 산후조리를 해주게 되는 상황이 온다.

그렇다 할지라도 시어머니가 며느리를 충분히 도와주기는 쉽지 않을 것 같다. 이제는 중단했던 집안일을 다시 전적으로 도맡아서 해야 한다. 며느리의 옷도 빨아주고, 며느리에게 밥을 갖다 바치고, 며느리가 먹은 상을 치우고, 설거지를 하고……

그렇다면 마냥 누워서 시어머니의 대접을 받아야 하는 며느리의 입장은 어떤가? 시어머니가 해주는 밥을 끼니마다 받아먹고, 시어머니가 자신의 온갖 시중을 다 들어준다는 것은 여간 고역이고 괴로운 일이 아닐 수 없다. 게다가 혹 시어머니가 자신이 쉬기만 하는 데에 대해 불만을 갖지는 않을까 눈치를 보며 전전긍긍하게 된다.

이쯤 되면 산모는 시집살이를 스스로 두 배로 부풀려 하는 격이 된다. 분만 후의 신체적 부담에 정신적인 부담까지 겹쳐서 더 힘들어지게 된다. 그러다 보니 산모는 어느새 부엌으로 나오게 된다. 때로 일이 힘들어도 시어머니에게 부탁하기보다는 스스로 처리하다 보니 몸에 무리가 오기는 더 쉽다고 볼 수 있다.

물론 오늘날 많은 시어머니들은 친정어머니 못지않게 며느리를 진심으로 사랑하고 보살펴 준다. 그런 고부관계에서는 산후조리 기간에 더욱 더 신뢰와 애정이 쌓이기도 한다.

친정어머니든 시어머니든 집안 어른의 도움을 받는다는 것은 여전히 많은 문제를 안고 있다. 무엇보다도 그들은 전통적인 방법을 따르려는 성향이 강해서 산모에게 여러 가지 경직되고 힘든 조건을 지키도록 강요할 수 있다.

특히 산모와의 의견 차가 큰 경우는 갈등이 자주 생길 수 있다. 물론 친정어머니와의 경우에는 어떤 식으로든 갈등을 해소하며 대립을 좁혀 갈 수 있다. 그러나 시어머니에 대해서는 마음속에 동의하지 않아도 할 수 없이 따르는 경우가 많다.

산모가 산후조리에 대한 정확한 지식을 가지고 있지 않을 경우 모든 정보와 지식을 거의 전적으로 어른들에게 의지하는 수밖에 없다. 그러나 그들은 누구인가. 잘못된 산후조리 방식으로 무장되어 있는 사람들이다. 자신의 몸의 크고 작은 이상들을 산후조리의 잘못으로 돌리는 그들은 산모에게 완벽한 산후조리를 전수시키려고 혈안이 된 사람들일 뿐이다.

그 외에도 집안 어른들의 도움을 받는 문제는 보다 신중하게 생각할 필요가 있다. 대개의 어머니들은 질병을 한두 개 정도는 가지고 있다. 자신의 육신 하나 제대로 추스르기도 힘든데 딸과 아기까지 돌보아야 한다는 것은 여간 힘들고 부담되는 일이 아니다. 친정어머니든 시어머니든 그들 자신들의 삶도 소중한 것이다.

더군다나 산후조리를 해주는 과정은 매우 고달프다. 집안일을 포함하여 산모와 아기를 한꺼번에 보살피다 보면 어른들의 몸도 여기저기 병이 나게 된다. 그러니 집안 어른들한테 도움을 청할 때에는 신중하게 생각하고 결정하는 게 좋을 것이다.

산후조리원에 입원하는 경우

산후조리원에 입원하여 조리하는 방법은 비교적 편하다고 볼 수 있다. 장점은 가족의 신세를 지지 않고 마음 편히 건강을 관리할 수 있다는 것이다. 이곳에서는 무엇보다도 산후조리에 관한 다양한 정보를 얻을 수 있고, 좀더 과학적이고 전문적인 산후조리를 할 수도 있다.

산모와 아기가 함께 묵을 수 있는 산후조리원에서는 산모의 즐거움도 더 클 것이다. 현재 산후조리원은 그 숫자가 늘어나고 있는 추세다. 산후조리원에 2~3주 정도 머문다면 비용은 그리 부담이 되지 않을 수도 있다. 반면에 산후조리원은 신생아들을 한 곳에 모아서 관리하므로 드물게 전염성 질환이 퍼지게 되는 경우도 발생한다.

산모가 친정이나 산후조리원에서 조리를 하는 경우 때로 남편의 생활이 무질서해지고 건강이 나빠질 수도 있다. 첫째 아이가 있는 상태라면 느닷없는 엄마와의 이별이 정신적인 부담이 될 수 있다. 남편과 아이가 라면과 신김치로 끼니를 때우거나, 자장면을 더 자주 시켜먹을 수도 있다. 그나마 요즘은 남자들이 집안일에 많이 익숙하고, 앞치마를 두르는 일이 자연스러워지고 있다는 것은 산모들에게 있어서는 다행이라 할 수 있겠다.

어쨌든 산후조리원을 이용하는 것은 누구의 도움도 없이 산후조리를 해결한다는 점에서는 산모에게 인기를 끌고 있는 방법임에 틀림없다. 산후조리원을 선택하게 될 경우에는 그곳이 전문적인 인력과 최적의 환경으로 운영되고 있는가를 분만 전에 미리 체크해 보는 것이 좋을 것 같다.

집안으로 도우미를 부르는 경우

집으로 산후조리사 혹은 전문 도우미를 부른다면 앞의 단점들이 보완될 수 있다. 산모는 집안에서 거주하므로 집안의 식구들을 함께 돌볼 수가 있어 더욱 좋다.

아기를 따로 두어 일괄적으로 보살피는 산후조리원과는 달리 늘 옆에서 같이 보살필 수 있으므로 아기와 엄마에게도 만족스런 환경이 된다.

단, 산후조리원은 마음에 드는 곳으로 정해서 갈 수 있지만 산후조리사나 도우미가 마음에 들지 않을 경우는 다시 구해야 하는 불편함이 있을 수 있다.

그러므로 처음에는 일주일 단위로 계약을 하고, 그 후에는 필요에 따라 연장하든지 하면 구태여 바꾸느라 서로 힘들지 않아도 될 것 같다. 초기 1~2주는 집에서 같이 숙식을 하는 방식으로 구하고 점차 몸이 나아지면 출퇴근을 하는 식으로 줄인다.

산후조리사나 도우미를 쓰는 것은 비용면에서 부담이 되는 게 사실이다. 그러니 모든 상황이 처음보다 나아지는 3주 이후는 파출부를 쓰거나, 친정어머니 등 집안 식구들이 와서 일부 도와주는 형태로 하면 좋지 않을까 생각이 든다.

만약에 비용을 더 줄이고 싶으면 산전에 산후조리에 대한 책을 사서 지식을 얻은 후 전문 산후조리사가 아닌 일반 가사도우미를 고용해서 스스로 일을 지시하고 관리하면 된다.

미국의 산모들은 산후에 친정어머니나 가까운 친척이 일주일 정도 와서 돌봐주고 수백 킬로나 떨어진 자기 집으로 날아가 버린다. 그 후 산모는 혼자서 모든 가사일을 다 해야 한다. 몸이 아프고 힘들고 외로운 산모는 이때에 많은 어려움을 겪는다.

그에 비하면 우리나라의 산모들은 부모들이 더 오랫동안 같이 거주하면서 힘든 일도 나누어서 하고, 아이도 돌보아주고, 대화도 해주니 정서적으로나 육체적으로 많은 도움이 된다.

우리나라엔 외국에 없는 산후조리원 같은 훌륭한 시설이 있고, 집을 떠나기 싫으면 산후조리사를 구하는 등 다양한 선택의 여지가 있으니 좋은 점이 많이 있다. 이런 환경이 조성될 수 있는 것은 아무래도 우리 사회에서 산후조리의 중요성이 유난히 강조되고 있기 때문인 듯하다.

또한 서양에 비해서 산후조리 기간이 어느 정도 통념화되어 있어서 그 기간만은 푹 쉴 수 있도록 사회의 모든 사람들이 인정을 해주는 것도 많은 도움이 된다고 볼 수 있겠다.

❀ 충분한 휴가 기간을 갖는다

현대는 과거와 다르게 가정에서 여자들의 역할이 더 많아지고 중요해졌다고 볼 수 있다. 예를 들면 가정의 경제문제를 남자에게만 맡겨놓던 과거와는 달리 요즘은 여자들이 맞벌이를 하는 가정이 많이 늘었다.

그들은 일을 마치고 집에 돌아오면 식사를 준비하고 기타 집안일을 해야 한다. 남자들이 일을 도와주기는 하지만 피곤하고 귀찮으면 등한히 할 수도 있다. 그러나 여자들은 피곤하다고 집안일에서 손을 놓을 수 없다.

남자들은 직장에서의 피곤함만으로도 모든 것을 떨쳐버리고 일찍 침대로 향할 수 있을지 모르지만 여자들은 그렇지 않다. 직업을 가진 여자라 해도 직장에서의 탈진을 이유로 집안일에 대해 완전히 태만할 수는 없다. 또한 임신하고, 아기를 낳고, 회복해야 하고, 자녀를 양육하는 일에 있어서도 엄마의 역할이 훨씬 더 많이 요구되는 편이다.

결국 여자들이 직업을 가지게 되는 경우 가정생활에서 느끼는 육체적 스트레스는 매우 크다고 볼 수 있다. 그러므로 우리의 엄마들은 집안일에서 다른 나라 사람보다 더 많은 정신적·육체적 부담을 지고 있다고 할 수 있다.

직업을 가진 산모는 얼마동안 일을 쉬는 것이 가장 바람직하다고 할 수 있을까? 임상에서의 경험으로 볼 때, 분만 후 6개월간은 휴가를 가지는 것이 좋다고 생각한다. 이 정도면 아기를 낳고, 젖을 먹이면서도 충분히 체력을 강화시킬 수가 있다. 그리고 산모가 짧은 시간 내에 직장에 복귀하기 위해서 가지는 온갖 정신적·육체적 긴장에서도 벗어날 수 있을 것이라 본다.

경제적 여건이 된다면 산모는 임신 말기부터 직장을 2년 이상 쉬는 것도 좋을 것 같다. 그러면 산후에 빨리 회복해야 할 부담을 덜고 마음 편하게 회복기간을 가질 수 있다. 젖도 마음껏 먹일 수 있다. 아기와 마음껏 행복한 시간을 보내며 엄마로서 아기에게 주어야 할 사랑을 다 줄 수 있다. 아기는 엄마의 헌신적인 보호 속에서 안전하게 자랄 것이다.

그러나 사회적인 여건은 그렇지 못하다. 모든 것이 바쁘게만 돌아가고, 할 일도 많고, 직장에서도 그만 쉬고 복귀하기를 기대하고 있다. 할 수 없이 짧은 기간의 휴식 후에 직장으로 복귀해야 할 상황이라면 이를 받아들이고 이에 적응하기 위해서 평소 준비를 해야 한다. 즉, 이때까지 체력을 길러두어야 한다.

산모들이 두 달 정도만 젖을 먹이다가 직장으로 복귀하게 되는 경우에는 보기에도 참으로 안쓰러운 일이 생긴다. 육체적인 피곤함과 유약함도 문제이지만 젖을 관리하기기 쉽지가 않다. 그동안 잘 먹이던 젖을 끊어버려야 하기 때문이다.

아기에게 가장 좋은 것으로 먹여서 가장 잘 키우려는 생명력으로 철철 넘치는 젖을 강제로 끊으려니 산모들의 마음이 좋을 리가 없다. 마치 자녀에게서 좋은 음식을 빼앗아 버리고 이 후부터는 좋지 않은 음식으로만 먹여야 한다면 이를 좋아할 엄마가 없는 것과 같다.

젖을 계속 먹이고 싶어서 그냥 두자니 이도 고달프다. 직장에서 젖이 불어오를 때마다 아기를 생각하고 가슴이 저려온다. 젖을 짜서 보관하기도 쉽지가 않다.

이제 갓 태어난 아기가 타인에 의해서 제대로 보육받고 있는지도 불안하기만 하다. 그러다 보니 아기에 대한 생각으로 일에 집중할 수도 없다. 산모가 직장에 나가서 돈을 벌어도 아기를 보육시설이나 보육인에게 맡기는 비용이 만만치 않다. 아기 또한 엄마를 빼앗기고, 몸에 좋다는 젖 대신 분유로 바꾸어 먹어야 하니 모두에게 좋지 않은 방법이다.

그럴 바에는 차라리 엄마에게도 아기에게도 가장 행복한 방법을 택해 볼 수도 있다. 산모가 최소한 2년 이상 쉬면서 아기와 충분한 사랑의 눈맞춤을 하고, 아기의 마음을 평안하게 해줄 수 있다면 좋을 것이다.

아기에게도 영아 때부터 엄마와 떨어지는 불안감을 갖지 않도록 해주는 것이 좋을 것 같다. 아기는 2년이 지나면 점차 독립성이 늘어가고, 스스로 노는 시간이 많아진다. 이때쯤이면 엄마와 떨어지지 않으려 해도 떨어뜨려 놓을 수 있다. 아기는 잠시만 지나면 이내 친구들과 즐거운 시간을 가지게 될 것이다. 이때쯤이면 엄마도 다시 직업을 가질 수 있을 것이다.

최근에는 산후휴가를 더 길게 주는 직장이 늘고 있다고 하니 산모들에게는 희망적인 현상이라고 볼 수 있을 것 같다.

❀ 남편들이여, 아내를 도와라

육아문제에 있어서는 언제나 남편의 도움이 많이 필요하다. 특히 산모가 스스로 조리를 하는 경우에는 남자들이 더 노력해야 할 것이다.

하지만 우리의 유교적 전통은 아직도 상당수의 남자들에게 집안일을 회피하면서도 가책을 못 느끼게 하는 것 같다. 또한 우리의 남자들은 업무상의 피곤함에 대해서 자신의 몸이 휴식을 취하는데 보다 관대한 편인 것 같다. 일로 인한 피로가 집안일을 안 해도 되는 중요한 이유가 되기 때문이다.

우리나라는 다른 어떤 사회보다도 더 경쟁사회라고 할 수 있다. 이러한 사회 현실이 남자들을 극심한 경쟁 속에서 과도한 스트레스에 시달리게 한다. 스트레스는 현대인에 있어서 피로의 가장 큰 원인으로 알려져 왔다.

피곤으로 녹초가 된 남편들은 늦게 귀가하거나, 일찍 잠들어 버릴 수도 있다. 밤에 아기들이 아무리 울고 보채도 아빠들은 잘 깨어나지 못하고 결국은 엄마들이 일어나게 되는 경우가 많다. 처음에는 남편이 몇 번 도와주었으나 결국 포기하고 모든 일을 부인 혼자서 도맡아 하기도 한다. 이처럼 아직 산모가 모든 일을 혼자서 다 알아서 하는 경우가 더 많은 현실이다.

그러나 이제는 남자들도 가정을 위해서 생각을 바꾸어야 한다. 집안일을 잘 도와주던 사람들은 하던 대로 만족한 가정생활을 해 나갈 수 있을 것이다. 여러 가지 사정으로 가정에 소홀히 했던 사람들은 이제부터라도 육아문제에 좀더 관심을 가져 보자.

회사에서 돌아와 쉬고 싶은 마음이 간절하겠지만 산모의 몸도 그 이상 힘들다는 것을 생각하고, 함께 나누고 도와주려는 마음을 갖도록 노력해야 할 것이다. 업무가 힘든 날이 있으면 좀더 편한 날도 있다. 일이 적은 날은 일찍 귀가하여 집안일을 더 도와줄 수 있을 것이다.

남자들도 이제 육아를 위해 좀더 희생정신을 발휘해보면 어떨까. 그만큼 한 생명의 창조는 힘든 것이다. 이 창조의 작업은 남자와 여자가 원망 없이 협력할 때 더 완전하게 이루어지는 것이다.

산모가 혼자서 산후조리를 할 경우는 평소에 늦게 귀가하던 사람도 여러 일을 제쳐놓고 일찍 귀가하는 사랑의 정신이 필요하다. 아내를 배려하지 않는 마음과 태만과 책임감의 결여는 부부간에 갈등과 섭섭한

감정을 일으킬 수 있다. 행복해 보이는 가정이라도 부인의 마음속에는 응어리진 것이 남게 된다.

　아이를 낳고 양육하는 일은 산모만의 의무가 아니다. 밖에 나가 일을 하는 것만으로 자신의 역할이 끝나는 거라고 생각한다면 가정생활의 진정한 행복은 점점 더 멀어지게 될 것이다.

6장

산모와 아기에게 필요한 영양과 식생활

6장 산모와 아기에게 필요한 영양과 식생활

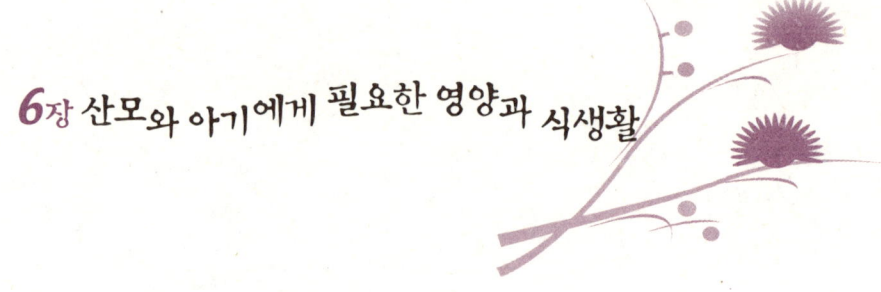

❀ 몸이 필요로 하는 영양소

인체의 모든 장기가 정상 기능을 유지하며 건강하게 살아가기 위해서는 반드시 적당한 영양소를 섭취해야 한다. 그리고 적당한 영양소를 섭취하는 가장 기본적인 방법은 다양한 식품을 골고루 선택하여 필요한 만큼만 섭취하는 것이다.

여기서 '적당한 영양소'란 두 가지 의미를 가진다.

첫째, 양적으로 볼 때는 전체적인 칼로리의 양이 적합하다는 것을 말한다. 인체가 하루를 살아가기 위해서는 필요한 만큼의 에너지를 섭취해야 한다. 이보다 많은 음식을 섭취하면 살이 찔 수 있고, 이보다 적은 양을 섭취하면 힘이 약해지고 체중이 감소하게 된다.

둘째, 질적으로 볼 때는 음식을 통해서 얻을 수 있는 다양한 종류의 영양성분들을 각각 충분히 섭취하는 것을 의미한다. 이는 당질(탄수화물), 지방질, 단백질, 비타민, 무기질 등의 5대 영양성분을 골고루 포함하고 있는 것을 말한다. '적당한 영양' 이란 표현은 대개 칼로리의 양보다는 필요한 영양소들을 고르게 잘 섭취하는 경우를 말한다고 볼 수 있다.

몸의 기능에 꼭 필요한 다양한 영양소들은 어느 음식에는 더 있고, 어느 음식에는 덜 있는 방식으로 존재한다. 또한 특정 음식에는 전혀 없기도 하고, 어떤 음식에는 풍부하게 있기도 한다.

그렇다면 음식을 제대로 섭취하기 위해서는 어떻게 해야 할까? 이에 대해서는 별로 걱정을 하지 않아도 된다. 영양학에 대한 정확하고 세밀한 지식도 필요 없다. 가장 좋은 방법은 매 끼니마다 다양한 음식을 골고루 먹는 것이다.

인체가 요구하는 모든 영양소를 거의 다 가진 식품은 없다. 그러므로 특정 성분이 모자라지 않도록 편식을 삼가고 밥상에 있는 모든 반찬을 각각 두세 번씩 집어먹는 식으로만 하면 영양소는 대략 균형이 맞는다. 이렇게 되면 인체는 스스로 알아서 필요한 영양소를 흡수하며 살아갈 수 있다.

반면에 한두 가지 음식만을 많이 섭취하고 다른 음식을 덜 먹으면 어떠한 일이 발생할 수 있을까? 그 결과 특정의 필수 영양소가 모자라는 일이 발생한다. 비록 소량일지라도 꼭 필요한 영양소는 필요한 만큼 있어야 한다.

아무 성분이라도 부족하게 되면 그에 해당하는 몸의 기능이 원만히 돌아가지 않게 된다. 결국은 건강에 문제가 생길 가능성이 높아진다. 이 경우 인체는 먼저 피로함, 허약감 등을 느낄 수 있다. 정도가 심해지면 순차적으로 다음의 건강문제가 줄줄이 이어진다.

여자는 특히 남자보다 영양결핍증의 빈도가 높다고 보고되고 있다.

그 이유는 무엇보다도 여자들이 남자보다 음식을 적게 섭취하기 때문이다.

여자들은 체구가 작아서 남자만큼 음식을 섭취하면 체중이 증가할 수밖에 없다. 특히 날씬한 몸매를 원하거나, 자신의 몸의 특정 부위에 국소비만이 있다고 생각하는 사람은 음식을 더 줄이는 경향이 있다.

문제는 음식을 적게 먹을 때에 영양소 결핍이 더 흔하다는 데 있다. 적게 먹는 사람은 매 음식에서 겨우 겨우 그날의 필요한 성분들을 보충해 나가기 때문에 몇 끼만 식사가 부실해지면 곧바로 영양결핍이 되기 쉽다. 그러므로 여자들은 특히 음식을 골고루 먹도록 더 힘써야 한다.

❀ 산모에게 필요한 영양과 건강

분만 후에는 몸의 회복을 위해서 여러 가지 영양소를 필요로 한다. 분만으로 인해서 손상된 자궁 내막과 산도를 재생시켜야 하기 때문이다. 게다가 전신의 인대와 힘줄도 다시 강화시켜야 한다. 이때는 조직이 생성되고 분화되어서 원래의 상태로 돌아오는 과정이므로 이에 필요한 영양소의 요구량이 증가한다.

아기 보는 일도 힘들어진다. 젖을 통해서도 많은 영양소를 배출해야 하니 여러 가지 면에서 산모의 몸에서는 영양소가 부족해지지 않도록 노력해야 한다.

영양소 중에서도 단백질은 산모의 회복에 있어서 가장 중요한 성분이라고 할 수 있다. 단백질은 근육의 유지와 임신 중에 약해진 인대, 힘줄이 강해지는 과정에 필요하다.

인대와 힘줄의 강도를 증가시키기 위해서는 비타민 C도 더 섭취해야 한다. 세포 합성을 위해 비타민 B도 여러 종류가 필요량이 증가한다. 또한 산모는 젖을 통하여 많은 양의 단백질과 다양한 영양소를 내보내야 하므로 소모되는 양만큼의 영양소가 추가로 요구된다.

산모들은 때로 분만 중에 출혈로 인해 소실된 혈액을 보충하기 위해서 철분의 보충이 더 필요하다. 비타민 C는 철분의 체내 흡수를 도와주므로 빈혈에서 회복되는 데 도움이 될 것이다.

임신과 수유로 인해서 뼈 속의 칼슘이 많이 빠져나가므로 칼슘의 섭취도 더 필요하다. 상처의 치유를 위해서 비타민 A의 필요량도 증가한다. 기타 추가로 요구되는 비타민과 무기질의 요구량을 공급해야 한다.

필요한 영양소가 결핍된다면 새로운 조직을 합성하고 분화하는 과정은 중단되거나 지연될 수 있다. 가령 단백질 섭취가 부족하면 적당한 단백질의 합성도 잘 안 일어나고, 근육 속의 단백질도 소실될 수 있다. 그러면 근육도 가늘어지고 인대와 힘줄이 다시 전과 같이 강해지는 데 오랜 시간이 걸릴 수도 있다.

영양이 부족하게 되면 산모는 쉬 피곤해지고 짜증이 나며 더 쉬고 싶어한다. 그러면 근력과 근지구력이 증가할 기회도 그만큼 줄어들고, 점차 무거워지는 아기를 돌보다가 근육에 무리가 오기도 쉬워진다. 영양소가 결핍된 산모는 지치기도 더 쉬울 뿐 아니라 다친 후에는 회복도 잘 안 된다. 회복이 되지 않은 관절은 다음의 가벼운 동작으로도 다시 다칠 수 있다.

결국 손상의 가능성은 증가하고 회복의 속도는 늦어지는 것이다. 단백질 부족은 빈혈도 생기게 하고, 젖의 분비를 줄일 수도 있다. 그 외 다른 영양소가 부족해도 산모에게는 보통 사람보다 더 많은 문제가 발생할 수 있다.

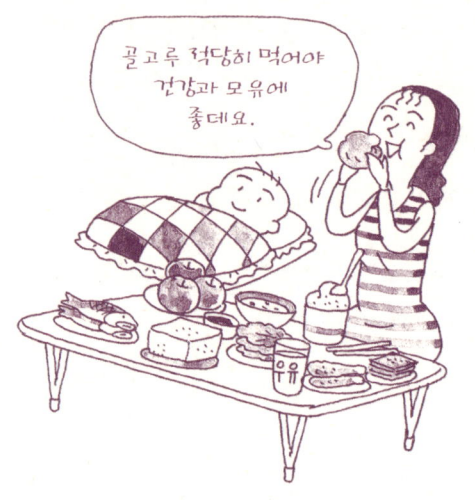

이처럼 산모는 다른 어느 때보다도 올바른 영양 섭취의 필요성이 더 증가한다. 이때에 산모가 편식을 하는 것은 어떤 명분으로도 결코 지혜롭지 못한 방법이라고 할 수 있다.

분만 후에 분비되는 젖의 상태도 모체의 영양상태와 밀접한 관계가 있다. 엄마의 젖의 양이나 칼로리는 음식에 의해서 영향을 거의 받지 않는다. 엄마가 음식을 거의 못 먹는다 해도 엄마의 몸에 저장되어 있던 영양물질들이 보충해 주므로 젖을 만드는 데는 별로 문제가 생기지는 않는다.

그러나 엄마가 음식을 골고루 섭취하지 못하면 젖의 질은 100% 좋은 것으로 보장이 되지 않는다. 젖에서 일부 성분들이 부족해질 수가 있기 때문이다.

단백질의 경우 산모가 단백질을 적게 섭취해도 젖에서 단백질의 총량은 감소하지 않는다. 그러나 단백질의 성분인 아미노산 중에서 리신(lysine)과 메티오닌(methionine) 등이 적게 나와서 단백질의 질이 떨어질 수 있다고 알려졌다.

수유 중 단백질 추가 권장량은 하루 20g 정도이다. 이것은 우유를 하루 3컵 정도만 더 섭취하면 가능하다. 우유를 적당히 먹으면 단백질 외에도 비타민 C, 비타민 E, 엽산 등을 보충할 수 있다.

모유의 지방질 함량은 엄마의 식사에 따라 많이 변할 수 있다. 엄마가 지방 섭취를 적게 할 경우 젖에서 불포화지방산의 농도는 감소한다. 모유에는 특히 불포화지방산인 리놀레산(linoleic acid)이 우유보다 높고, 우유에 없는 오메가-3 그룹인 DHA, EPA도 존재한다. 리놀레산은 옥수수기름, 식용유 등에 많이 있고 오메가-3 지방산인 DHA, EPA는 생선의 기름이나 살에 많이 있다.

젖으로 분비된 DHA, EPA는 아기의 두뇌 발달에 필요한 구성물질이다. 쥐와 원숭이를 이용한 동물실험에서 어미에게 DHA를 투여한 경우 다른 지방을 투여한 경우보다 새끼의 지능이 더 높게 나온 실험 결과가 있다. 사람에 있어서는 미숙아에게 DHA를 투여했더니 지능 발달이 촉진되었다는 연구 결과가 있다. 엄마가 생선을 너무 적게 섭취하면 젖에서 DHA가 줄어든다는 사실을 유념할 필요가 있다.

젖에는 면역글로불린이 함유되어 있어 아기의 장에서 감염을 예방하는 기능을 할 수 있다. 엄마의 영양이 불량하면 이러한 면역글로불린의 함량도 변화한다. 콜롬비아에서 수유부에 대한 연구 결과, 엄마가 영양이 불량하면 젖에 함유된 면역글로불린-G의 농도가 정상 수준의 1/3 정도였고, 알부민은 정상 농도의 1/2 정도였다는 보고가 있다.

또한 면역글로불린-A와 다른 면역인자의 농도도 감소되었다. 분만 후 몇 주간 산모들의 영양을 좋게 유지해주었을 때에는 이러한 차이가 나타나지 않았다고 한다. 이는 엄마의 영양상태에 의해서 아기의 장의 방어기능도 영향을 받을 가능성을 시사한다.

산모가 신선한 과일과 야채를 적게 섭취하는 경우 모유의 비타민 A의 농도도 적어진다. 수용성 비타민은 산모의 식사에 따라 더 민감하게 변한다. 산모가 비타민 B, 비타민 C 등의 수용성 비타민을 섭취하면 모유에서 비타민의 분비가 증가한다. 비타민 B_6나 비타민 B_{12}는 영아의 성장과 발달에 중요한 영양소들이다. 영아가 젖을 통해서 비타민 B_6를 충분히 섭취하지 못하는 경우에는 행동장애나 신경손상의 가능성이 증가할 수 있다.

모유의 칼슘 함량은 수유부의 칼슘 섭취량에 영향을 받지는 않는다고 알려져 있다. 그러나 젖을 먹이는 기간 중에는 엄마의 몸에 저장된 칼슘이 젖으로 나가게 된다. 수유부가 젖을 먹이면서 오랜 기간 동안 칼슘 섭취를 적게 하면 뼈 속 칼슘의 2~8%까지도 젖을 통해 소실된다.

물론 이때에 소실된 칼슘은 결국 다시 회복되는 것으로 알려져 있다. 그러나 산모가 칼슘의 섭취를 너무 등한히 하면 노후에 골다공증의 위험을 염두에 두지 않을 수 없다.

젖을 먹이는 경우 하루에 추가로 섭취해야 할 칼로리는 400kcal 정도로 알려져 있다. 이 정도면 밥 한 공기보다 약간 많은 정도이다. 대부분의 영양성분들도 이 기간에 필요량이 증가한다. 그러나 산후에 더 많은 칼로리와 영양소가 필요하다고 많이만 먹으려고 하면 안 될 것이다.

우리나라의 산모들은 산후조리 기간 중에 너무 쉬려고만 하는 경향이 있다. 그래서 산후조리 초기에는 에너지의 소모가 매우 적은 편이다. 산후조리 기간 중 휴식하는 데 많은 시간을 보내는 사람이라면 계산된 만큼만 섭취를 해도 칼로리가 과다할 수 있다.

아기에게 좋은 젖을 먹이기 위해서 가장 중요한 것은 충분한 양의 음식을 골고루 섭취하는 것이다. 단, 충분한 양이란 그리 많은 양이 아니란 것을 반드시 기억해 두어야 한다. 그렇지 않으면 이후부터 반갑지 않은 '비만증'의 딱지를 달고 살게 된다.

산모가 영양소를 골고루 섭취하지 못하여 몸이 피곤하게 되면 더 많은 음식을 먹거나 원기를 돋우어줄 음식을 찾게 된다. 이때에는 여러 가지 음식을 보양식으로 먹게 되니 그나마 필요한 성분들이 일부 보충이 될 수도 있겠다.

만약 이때에도 음식을 다양하게 하지 않고 먹던 음식의 양만 늘리면 이는 결국 칼로리 과다의 원인이 되고 산후 비만을 촉진할 수도 있다. 몸이 힘들면 활동이 줄고 더 많이 쉬므로 비만의 가능성은 더 증가한다.

비만은 미용의 문제뿐 아니라 건강을 심각하게 위협하므로 주의를 기울여서 꼭 예방해야 한다. 산후에 비만이 고착되면 비만클리닉에서 상담과 처방을 통하여 체중과 체력을 다시 원상태로 복귀시키는 것이 좋을 것이다.

❀ 아기에게 필요한 영양과 건강

엄마의 젖에는 아기에게 필요한 모든 성분이 다 들어 있다. 아기가 최초 3~4개월 이상은 젖만 먹고 살아도 아무 문제가 없을 정도로 영양학적으로 완전하다고 할 수 있다.

아기는 1년 내에 출생체중의 3~4배로 자란다. 실로 엄청난 성장속도이다. 아기들은 성장속도가 매우 빠르기 때문에 칼로리와 영양성분들에 대한 요구량이 상당히 많은 편이다. 특히 출생 초기에는 뇌세포 수가 왕성하게 증가하는 시기이므로 이 시기의 영양 섭취는 더 중요하다고 볼 수 있다.

모유를 먹고 자란 아기는 지능 발달에 있어서 분유를 먹은 아기들보다 뛰어나다. 체중은 분유를 먹은 아기들이 더 빨리 증가한다. 그러나 이는 단순히 분유를 먹는 경우 살이 더 잘 찐다는 것일 뿐 더 건강해진다는 의미는 아니다. 체중이 과다하게 되면 후에 과체중이나 비만의 문제가 있으니 이 또한 좋은 점은 아니다.

아기는 최적의 성장을 위해서 모유를 필요로 한다. 그것도 충분한 양과 좋은 질의 젖을 원한다. 아기들의 성장이 가장 왕성한 때에 젖의 생성이 잘 안 되거나, 젖의 질이 떨어지면 성장이나 지능의 발달도 영향을 받을 수 있다.

그렇다고 여러 가지 영양성분이 보강된 분유를 먹이는 것은 좋은 대안이 아니다. 엄마 젖의 장점은 분유에서 아무리 흉내를 내어도 다 따라올 수 없기 때문이다. 그러므로 산모는 영아에게 젖을 먹이려고 더욱 노력해야 할 것이다. 양적으로 질적으로 우수한 젖은 엄마가 균형 잡힌 식사를 할 때에나 바랄 수 있는 것이다.

❀ 산모를 위한 식단

우리나라 산모들은 산후조리 기간에 먹고 싶은 음식에 대하여 상당부분 제한을 받는다. 그러나 임신부와 산모가 특별하게 먹지 말아야 하는 금기 식품이란 없다. 적당한 칼로리 안에서라면 몸이 원하는 대로 찾아 먹어도 어느 정도는 해결된다.

다만 인스턴트식품같이 건강에 좋지 않다고 알려진 음식은 피하는 것이 좋다. 그리고 산후 초기에는 소화 기능이 아직 부족하니 위에 부담이 되는 음식만 주의하면 된다.

불규칙한 식사, 과식, 지방질이 많이 함유된 고기 종류, 너무 뜨거운 음식, 너무 맵거나 짠 음식, 커피, 술 등은 피하는 것이 좋을 것이다. 이 역시 일반인들에게도 강조되는 부분이기에 산모라고 해서 더 특별하게 요구되는 사항이라고 할 수는 없다.

우리나라 가임 여성들의 평균 권장 섭취 칼로리는 하루 2,000kcal 정도 된다. 젖을 먹이는 경우 400kcal 정도 추가하면 하루 2,400kcal가 적당하다고 할 수 있다. 어떻게 먹고사는 것이 가장 좋을 것인가를 알기 위해서 당질, 지방, 단백질, 비타민, 미네랄 등 5가지 영양성분에 대해서 약간씩만 더 알아보기로 하자.

당질

쌀, 보리, 감자, 고구마, 옥수수, 잡곡 등은 당질을 주로 함유하는 식품이다. 당질은 특별히 골고루 먹으려 노력하지 않아도 부족해지는 일은 없다. 그러므로 골고루 먹으려 하기보다는 아무것이든지 과하지 않게 적당한 칼로리만큼만 먹으려는 노력이 더 필요하다고 할 수 있다.

밥은 현미를 섞어서 지으면 섬유질로 인해서 변을 보기가 용이하고 체중 감량에도 도움이 된다. 현미와 같이 혈당을 신속히 올리지 않는 곡류는 비만의 가능성을 낮추거나 비만을 조절하는 데 도움이 되는 것으로 알려져 있다.

또한 현미의 도정하지 않은 눈과 껍질 부위에는 단백질이나 필수지방산, 비타민이 더 많으니 산모들에게 도움이 될 만한 음식이라 할 수 있다. 충분히 물에 불려서 밥을 지으면 현미의 거친 느낌은 소실될 수 있다. 현미 외에 기타 여러 가지 잡곡을 섞을수록 다른 영양소의 섭취 기회는 늘어날 수 있다.

지방

지방 중에서 꼭 섭취해야 할 것은 필수지방산이라 부르는데 '리놀산'과 '리놀레산' 두 가지가 있다. 기타 지방은 몸에서 생성이 된다.

필수지방산이 부족해지면 피부가 거칠어지고, 뇌기능이 감소하여 학습능력이 떨어지는 등 여러 가지 문제를 일으킨다.

필수지방산은 콩기름이나 옥수수기름, 참기름 등 식물성 기름에 많이 함유되어 있다. 매 끼니마다 이러한 식용유를 5g 즉, 한 스푼씩 섭취하는 정도면 하루의 필요량을 채울 수 있다. 미역국에 기름을 띄워서 먹는 습관은 그나마 부족한 필수지방산을 보충할 수 있으니 도움이 될 것이다.

육류에는 대개 필수지방산이 적고 포화지방이 많이 함유되어 있으므로 산모뿐만 아니라 일반인들에게도 건강에 좋지 않은 영향을 미칠 수 있다. 반면에 생선의 기름에는 고도불포화지방산인 오메가-3 계열(DHA, EPA 등)의 지방이 함유되어 있어서 아기의 지능 발달에 도움이 될 수 있을 것이다.

단백질

단백질은 다른 영양성분보다도 더 다양하게 섭취해야 한다. 당질이나 지방질은 한 끼에 한 가지씩만 섭취해도 필요한 성분을 채울 수 있다. 그러나 단백질은 음식마다 함유하고 있는 아미노산의 구성비율에 따라서 품질이 높은 단백질과 낮은 단백질이 다양하기 때문이다.

예를 들어 산모가 계란을 섭취하면 다른 음식으로 단백질을 보충하지 않아도 단백질의 필요량을 완전히 채울 수 있다. 그러므로 계란의 단백질을 '완전단백질' 이라고 할 수 있다. 그러나 우유, 콩, 소고기, 생선 등은 완전도가 떨어져서 다른 단백질을 같이 섭취해야 부족함을 채울 수 있다.

특히 산모는 다른 사람들보다도 양질의 단백질의 섭취가 더욱 필요하다. 매 끼니마다 완전단백질을 먹을 필요는 없다. 단백질 음식을 다양하게 먹기만 하면 필요한 아미노산이 결핍되지 않게 된다. 예를 들어서 콩이나 고기를 먹을 때 부족한 아미노산은 채소나 곡류를 같이 먹을 때에 결국 보충이 된다.

등푸른 생선은 불포화지방을 함유하고 있으므로 단백질과 좋은 지방의 섭취에 도움이 된다. 하루 3~3.5컵의 우유를 섭취하면 하루 필요량의 단백질을 거의 섭취할 수 있다. 중국에서는 산모들에게 주로 계란을 삶아 먹게 한다. 너무 많이 먹는 것이 문제이긴 하지만 양질의 단백질을 섭취하기에 좋은 방법이라 볼 수 있다.

고기는 지방을 대부분 제거하고 먹도록 노력한다. 고기를 팬에 구워 먹으면 포화지방이 많이 함유되어 있으므로 물에 끓여서 국물을 버리고 고기를 채소와 함께 싸서 먹으면 좋을 것이다.

산모에게 단백질이 더 필요하다 해서 필요량보다 더 먹는 것은 좋지 않다. 그로 인한 칼로리 과다 문제가 간단히 해결되지 않기 때문이다.

비타민과 미네랄

앞에서 말한 3가지 영양소들은 우리 몸의 구성 성분이 되고 에너지를 낼 수 있는 영양소들이다. 그리고 비교적 한두 가지 음식만 가지고도 어느 정도 필요량을 채울 수 있다.

비타민과 미네랄은 몸을 구성하거나 자체가 에너지를 가지고 있는 3대 영양소에는 들어가지 않지만 몸의 기능을 정상적으로 돌아가게 하는 기능을 한다.

간혹 비타민을 먹어도 살이 찐다고 생각하는 사람이 있는데 이는 잘못된 생각이다. 반대로 비타민과 미네랄이 부족하다 해서 살이 빠지지도 않는다. 다만 이러한 성분들이 부족할 경우 몸의 기능이 제대로 돌아가지 않아서 피곤하거나 다양한 질병에 걸릴 가능성이 증가한다.

비타민과 미네랄은 육류에도 어느 정도 있으나 채소와 과일에 더 다양하고 풍부하게 존재한다. 그러므로 과일과 채소를 골고루 섭취하면 필요한 비타민과 미네랄을 거의 다 얻을 수 있다.

비타민과 미네랄의 종류는 워낙 다양하므로 일일이 찾아서 먹을 수는 없다. 단지 여러 가지 음식을 다양하게 먹을 때에만 각각의 성분이 부족해지지 않게 된다.

비타민 중에 일부는 장내 세균에 의해서 어느 정도 합성이 가능하므로 결핍증세는 잘 나타나지 않는다. 그러나 반드시 섭취해야 할 것은 비타민 A, 비타민 D, 비타민 C, 비타민 B_1(티아민), 비타민 B_2(리보플라빈), 비타민 B_3(니아신) 등이라 할 수 있다.

우유는 비타민 A, 비타민 D, 비타민 B_1, 비타민 B_2뿐만 아니라 칼슘, 인, 마그네슘, 셀레늄 등 여러 가지 미네랄을 가장 풍성히 가진 식품이라서 완전식품에 가깝다고 할 수 있다. 그러므로 산모뿐만 아니라 일반인들도 우유를 섭취하면 좀더 편리하게 영양의 균형을 맞출 수 있다.

비타민 B_{12}는 육류나 생선을 통해서만 얻을 수 있으므로 지속적으로 채식만 한다면 결핍증이 생길 가능성도 있다.

칼슘은 멸치나 뱅어포 등 뼈째 먹는 생선에 가장 많이 들어 있다. 그 외에 우유, 미역 등에 많이 있고 채소에도 어느 정도 함유되어 있다.

비타민 A를 더 섭취하기 위해서는 당근, 토마토, 늙은 호박, 감귤 등 녹황색 채소의 섭취를 시도해 볼 수도 있다. 비타민 C를 더 섭취하려면 오렌지주스, 딸기, 토마토, 키위, 풋고추 등이 좋다.

위에서 설명하였듯이 음식을 골고루 먹어야 한다는 말은 세 가지(단백질, 비타민, 미네랄) 영양소에 주로 해당하는 말이라고 볼 수 있다. 당질과 지방질은 비교적 한두 가지만 계속 먹어도 특정 성분이 부족해서 문제가 될 가능성은 거의 없다.

음식을 골고루, 좀더 잘 먹으려면 어떻게 해야 할까? 다음의 한국영양학회에서 권고하는 '한국인 영양권장량'을 참고하기 바란다.

한국인 영양권장량

식품군/열량		1교환단위의 예	열량
곡류군		밥 1/3공기, 식빵 1쪽, 감자(중) 1개, 삶은 국수 1/2공기, 떡 3개, 고구마 1/4개, 라면 1/5개	100kcal
어·육류군	저지방군	순살코기(소, 돼지, 닭고기) 40g(탁구공크기), 흰살 생선 작은 1토막, 마른 생선 15g, 새우(중) 3마리, 조갯살 1/3컵, 어묵(중간크기) 1장	50kcal
	중지방군	돼지고기, 소고기(등심, 안심) 40g, 햄(로스) 40g, 달걀 중간 것 1개, 두부 1/6모, 햄 1쪽, 고등어, 꽁치, 이면수 50g(작은 1토막), 등푸른 생선 1토막	75kcal
	고지방군	돼지족, 삼겹살, 소갈비, 닭고기(껍질포함) 40g, 참치통조림, 꽁치통조림 1/3컵, 프랑크소시지 1과1/3개, 치즈 1.5장, 유부 6장	100kcal
채소군		가지(작은 것 1개), 근대, 무, 미나리 70g(익혀서 1/3컵), 상추, 양상추, 쑥갓, 시금치, 무, 오이, 콩나물, 풋고추 70g, 포기김치 70g, 도라지(생것) 50g 1/2컵, 깍두기 50g, 풋고추 중간 7~8개	20kcal
과일군		배 100g 중간 것 1/4개, 귤 100g 중간 것 1개, 오렌지100g 큰 것 1/2개, 사과(후지) 100g 중간 것 1/3개, 포도 100g 20알, 참외 120g 큰 것 1개, 딸기 150g 10개, 복숭아 200g 작은 것 2개, 수박 250g 큰 것 1쪽, 토마토 250g 큰 것 1개	50kcal
지방군		들기름, 옥수수기름, 콩기름, 참기름 5g(1찻술), 마가린, 버터 6g, 땅콩 10g, 호두 8g	45kcal
우유군		우유 200g 1컵(1팩), 두유(무가당) 200g 1컵(1팩), * 참조 : 요플레 1팩(110g) 120kcal	125kcal

* 출처:한국영양학회(2000, 한국인 영양권장량 제7차 개정)

앞의 표는 한국인이 평상시 섭취하고 있는 식품들을 영양소의 구성이 비슷한 것끼리 6가지 식품군으로 나누고 있다. 6가지 식품군은 곡류군, 어·육류군, 채소군, 과일군, 지방군, 우유군을 말한다. 표가 복잡하게 보이기는 하지만 약간만 살펴보면 유익한 정보를 얻을 수 있다.

1교환단위란 각각의 식품군별로 영양소의 함량이 같도록 식품량을 정해놓은 것이다. 먼저 곡류군을 보면, 어느 것을 먹든지 100kcal만큼 먹을 수 있도록 식품량이 정해져 있다. 예를 들어 한 끼에 곡류 3교환단위만큼 섭취하려 한다면 이는 밥 1/3공기의 3배이므로 한 공기가 된다. 1교환단위는 100kcal로 되어 있으므로 밥 한 공기가 300kcal 정도 된다는 것도 알 수 있다.

이 표에서 같은 식품군 안에 있는 음식은 한 끼 식사 중에 아무것이나 한 종류만 먹어도 된다. 즉, 곡류군에서 밥 한 공기는 식빵 3쪽과 같다는 것이다. 한 끼 주식으로 밥 한 공기를 먹든지, 식빵 3쪽을 먹든지 같은 칼로리와 비슷한 영양소를 섭취하게 되니 둘 중에 아무것이나 먹으면 곡류군에서 필요한 성분은 보충된다는 것이다.

같은 방법으로 어·육류군에서 한 끼 식사 때에 두부 1/6모짜리 3쪽을 먹었으면 단백질 섭취를 위해 생선 3토막은 더 이상 먹으려고 노력하지 않아도 된다. 만약 한 끼에 두부와 생선을 두 가지 모두 먹고 싶으면 두부 2쪽과 생선 1토막 정도를 먹으면 필요량의 단백질을 거의 보충할 수 있다.

중요한 것은 매 식사 때마다 위의 6가지 식품군의 음식들이 최소한 한 종류 이상은 포함되어야 한다는 것이다. 이렇게 먹을 때에 영양소의 불균형을 예방하고 건강한 식생활을 할 수 있다. 단, 우유군에 있는 음식은 하루 3회 먹기가 힘들면 최소한 하루 한 끼만 먹어도 되는 것으로 권장된다.

앞의 표에서 지방군은 고기에 있는 기름이 아니고 조리용으로 사용되는 식물성 기름으로 하는 것이 좋다. 우유군과 과일군은 영양소를 다양하게 함유하므로 특별히 따로 분류하여 놓았다. 간식으로라도 하루 필요량을 섭취하는 것이 좋을 것이다.

산모가 균형 잡힌 식사를 한다면 수유기에 특별한 영양보충제의 섭취는 필요 없다. 단, 분만 중 출혈이 좀더 많았거나, 임신 중에 철분 보충이 안 되어서 빈혈이 있던 사람은 회복기에 빈혈 교정을 위해서 철분 제제를 복용하는 것이 좋다. 또한 젖을 먹이는 엄마들은 칼슘의 손실을 막기 위해서 칼슘보충제의 섭취는 권장된다.

7장

산모를 위한 적합한 활동과 체력 강화 운동

7장 산모를 위한 적합한 활동과 체력 강화 운동

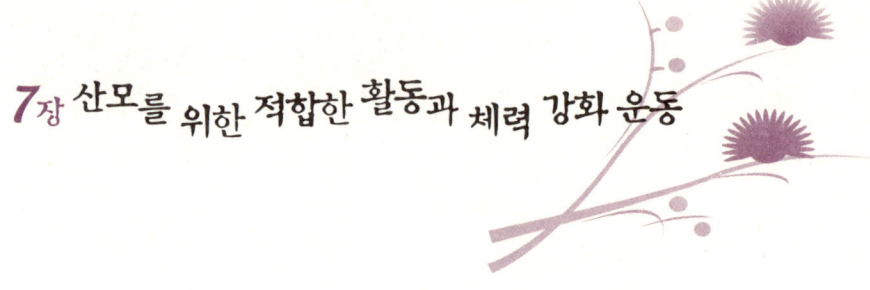

❀ 산모를 위한 생활환경 개선

　산모의 몸은 여러 가지 이유로 인해서 자주 피곤하다. 몸의 불편함을 회복할 시간 여유도 없이 아기로 인해서 피곤함이 더 가중된다. 시간이 지나면서 아기의 요구사항은 점점 늘어난다. 처음에는 잘 자던 아기가 어느새 수면시간이 바뀌어서 밤새 놀아달라고 보챌 수도 있다.

　남편들도 열심히 도와주기는 하지만, 밤낮 잠을 못 자니 점차 지쳐간다. 시간이 어느 정도 지나면 남편들은 아기의 우는 소리도 못 듣고 깊은 잠에 빠지기도 한다. 게다가 산후조리를 돕기 위해 왔던 사람들도 돌아갈 시간이 다가온다.

　시간이 지날수록 산모의 노동력은 증가할 수밖에 없는 상황이 닥쳐오는 것이다. 산모는 젖 먹이기 혹은 분유 타 먹이기, 우는 아기 달래기, 목욕시키기, 트림시키기, 옷 갈아입히기, 기저귀 갈아주기, 업어주기, 놀아주기, 병원 다니기, 슈퍼 다니기, 설거지, 청소, 빨래 널기 등등 하루 종일 분주하게 움직여야만 한다. 이 밖에도 예상치 못한 일들이 생겨서 산모를 피곤하게 할 수 있다.

낮에는 일에 시달리고 밤에는 보채는 아기를 돌보느라 잠을 못 자는 상황이 매일 펼쳐진다. 새벽에 간신히 잠이 들었다가 이내 아침이 오면, 남편 출근 시중으로 다시 하루를 시작한다. 전날과 마찬가지로 반복되는 집안일들, 찾아오는 손님과 전화벨 소리, 아기는 젖을 먹이고 돌아서면 얼마 안 가 또다시 울며 보챈다.

수면 부족으로 머리가 멍하고 몸은 지칠 대로 지쳐서 작은 일에도 짜증이 나곤 한다. 이럴 때 만만한 게 남편이고 친정어머니이다. 그들이 별 뜻 없이 던지는 말에도 신경을 곤두세우고 화를 낸다. 평소 같으면 그냥 넘어갈 일도 몸과 마음이 지치다 보니 발끈해서 화를 내고 싸움을 불러일으키기도 한다.

산모를 그토록 피로한 상황으로 몰아가는 것은 무엇보다도 수면 부족으로 인한 것이 가장 크다. 산모는 근무시간이 따로 없이 하루 24시간 아기에게 매달려서 철저한 봉사생활을 해야 한다.

온갖 요구사항을 가지고 시도 때도 없이 울어대는 아기를 잠시 미루었다가 돌보거나, 잠을 보충하고 몸을 충분히 회복하고 나서 업어주기는 불가능하기 때문이다. 본인의 뜻이나 몸 상태와는 상관없이 일을 해야 하고, 꼭 자야할 시간에 한도 끝도 없이 깨어있기도 해야 한다.

산모가 너무 심한 피곤과 수면 부족에 시달리는 것은 좋지 않다. 그럴 경우 회복도 늦어지고 아기를 제대로 돌보기도 힘들게 된다. 그러므로 산모는 틈만 나면 쉬고, 수면을 취하는 것이 좋다. 아기가 잘 때는 일을 하지 말고 같이 자도록 노력해야 한다.

주위 사람들은 가능하면 산모의 일을 줄여주고, 필요한 경우 산모가 단 몇 시간이나마 깊은 수면을 취할 수 있도록 도와주어야 한다. 산모가 수면이 많이 모자란 경우 도우미가 잠시 아기를 데리고 다른 방으로 가서 있을 수도 있다. 휴식시간을 확보하기 위해서 전화도 짧게 하고, 방문객을 줄이는 것도 도움이 될 것이다.

반복되는 피로는 결국 다음 피로를 불러온다. 반복되는 피로와 불완전한 휴식 → 휴식에 대한 갈망과 늘어짐 → 쉬려고 더 노력 → 활동 감소 → 체력의 약화 → 체력의 약화로 인한 피로의 재발 등으로 이어지는 악순환이다. 이로 인해 체력의 회복이 더 늦어지게 된다.

일은 많아지는데도 체력이 따라서 증가하지 않으면 약한 근육이나 힘줄이 늘어날 수도 있다. 결국 손상의 가능성이 증가하게 된다.

우리나라의 엄마들은 항상 산후조리를 잘 못해서 이렇고 저렇고 하는 통증을 호소한다. 그리고 다음에는 제대로 조리해서 실수 없이 하여야겠다고 말하기도 한다. 그러나 다음에 더 긴 시간 동안 완벽한 휴식을 하려고 노력해도 해결되지는 않는다.

다음에 더 좋아진 것 같아도 이미 생긴 통증은 무리하면 언젠가는 다시 나타난다. 해결방식이 잘못되었기 때문이다. 거듭 말하지만 온몸의 관절이 아픈 것은 완전한 휴식을 취하지 못해서가 아니고 산후에 무리를 하다가 관절의 인대와 힘줄을 다쳤기 때문이다.

피곤한 산모에게 운동을 하라고 하면 화를 내는 산모도 있을 것이다. '현재의 일만으로도 운동이 되다 못해서 몸이 녹초가 될 지경인데 여기에 운동을 더 하면 몸이 견디어 내겠는가' 하는 생각이 들 것이다.

그러나 피곤해서 쉬려고만 하다 보면 결국 체력이 약해지게 된다. 하루 종일 일에 시달리고 퇴근한 사람이 집에 오면 식후에 곧바로 자고 싶을 것이다. 그렇다고 바로 자고 다음날도 이런 생활을 반복하면 악순환만 반복될 뿐이다.

 피곤하다고 쉬기만 하면 다음에는 더 피곤해지는 것이다. 이때에 박차고 일어나서 운동을 하고 나면 언제 피로했던가 싶을 정도로 피곤을 잊게 될 수도 있다. 혹 운동 후 잠시 더 피곤한 듯 하거나 몸이 좀 아파도 2~3일 지나면 몸은 더 강해지게 된다.

 운동을 장기적으로 하면 체력이 강해져서 피곤이 덜해진다. 몸이 아직 허약한 상태라도 적당한 운동을 하면 그 즉시 피곤이 풀어질 수도 있다. 이는 주로 근육 속에서 피로를 일으키는 젖산 등의 물질이 씻겨져 나가고 근육의 힘을 생기게 하는 에너지 물질들이 보충되어서이다.

 마라톤 선수같이 체력을 잘 숙달시키면 42,195km 마라톤 코스도 완주할 수 있지만, 숙달되지 않은 근육으로는 200m만 걸어도 피곤하다. 이러한 현저한 차이는 원래 타고난 체력의 차이보다는 중간에 얼마나 단련을 했는가에 따라서 나타나는 것이다.

 안 쓰던 근육들은 쓰기에 익숙지 못하고, 많은 에너지만 낭비하고, 효율은 떨어져서 빨리 피곤해진다. 피로가 다 풀리려면 남들보다 더 오래 쉬어야 한다. 그에 비해서 운동으로 익숙해진 근육은 일을 해도 피곤을 덜 느끼고, 적게 쉬어도 회복이 잘 된다. 바빠서 하룻밤에 3~4시간만 자고 나도 다음날 하루 종일 활동적으로 일을 할 수 있다.

 운동을 하던 사람이 좀더 힘든 운동을 하는 경우 손상은 거의 없다. 그러나 운동을 전혀 안 하던 사람이 어느 날 갑자기 마음먹고 매일 뛴다거나, 무리한 근력 운동을 강행하면 드디어 관절에 무리가 오게 된다.

관절의 인대와 힘줄이 모두 늘어나서 통증으로 운동을 중단하는 경우가 의외로 적지 않다.

❀ 바람직한 도우미의 역할

산후조리 기간을 주위의 도움으로 비교적 편하고 안락하고 푸근하게 지냈던 산모일수록 도우미가 떠난 이후에 받는 정신적 부담은 자못 크다. 그러므로 도우미의 역할은 현재보다는 좀더 바뀌어야 한다.

먼저 분만한 후 초기 일주일 정도는 산모가 충분한 휴식을 취할 수 있도록 전폭적인 도움을 주는 것이 좋다. 쉬는 중에도 산모의 활동을 너무 억제시키지 말아야 한다.

일주일이 지나면서 산모가 점차 집안일을 하는 시간을 늘여나가도록 도와주는 방향으로 하는 것이 좋다. 산모가 휴식을 취할 때는 충분히 잘 수 있도록 아기를 맡아준다.

우리나라는 주거생활의 구조가 산모가 허리와 무릎을 많이 굽혔다가 펴야하는 방식이다. 보통 사람의 경우는 무리가 오지 않아도 산모들이 이 동작을 취할 때는 무릎, 허리, 손목에 무리가 많이 올 수 있다. 그러므로 산모가 손상이 올 수 있는 자세를 취해야 할 경우 도우미가 대신 취해주는 것은 도움이 될 것이다.

산후조리원을 이용하는 경우에는 퇴원 후에 친정어머니가 잠시 같이 거주하면서 산모의 일을 부분적으로만 도와주는 것도 좋을 것 같다. 산모는 집안일을 주로 하다가 피곤하면 잠시 친정어머니에게 맡기고 쉬거나 잠을 잔다. 수면 후에는 다시 강해질 수 있으니 산모는 좀더 자유롭게 체력 증강을 꾀할 수 있을 것이다.

산모의 일상으로의 복귀는 갑작스레 이루어지면 안 된다. 그러나 현실은 냉정하다. 도우미가 간 이후에 모든 일은 갑자기 산모 차지가 되기 때문이다. 그 후부터 너무 지치고 다치지 않기 위해서는 미리 미리 근육과 힘줄의 강도가 너무 떨어지지 않도록 준비를 해야 한다. 그러기 위해서는 산모가 점차 강해질 수 있도록 도우미들이 유도할 수 있어야 한다. 이는 휴식만 강조하는 것보다는 더 지혜로운 방식이다.

산모에게 닥치는 모든 정신적, 육체적 스트레스는 산모에게 더 강한 체력을 요구한다. 체력이 약해지면 스트레스를 견디는 힘도 약해지게 된다. 그 결과 면역이 약해지고 병에 걸릴 가능성이 증가한다.

지혜로운 도우미가 되려면 산모가 무리 없이 집안일을 넘겨받도록 유도해줄 수 있어야 한다. 무조건 푹 쉬게 해주는 것만이 능사가 아니다.

❀ 산모에게 몸의 손상은 어떻게 오는가

앞에서 설명하긴 했지만 다시 한 번 간단하게 관절과 근육의 손상에 대해서 짚고 넘어가려고 한다.

인체의 관절에는 이를 붙잡고 있는 인대와 관절막들이 있고 힘줄도 지나다닌다. 이들은 순간적으로 강한 힘으로 당겨지거나, 비록 작은 힘이지만 반복적으로 당겨지면 늘어날 수 있다.

산모에게 있어서 순간적인 강한 힘이란 방바닥에서부터 아기를 들어올리는 과정에서 허리와 무릎에 올 수 있다. 무거운 물건을 들어올릴 때는 손목에서도 발생할 수 있다. 젖을 마사지하고 짜느라 무리한 힘을 주면 어느 순간에 손가락이나 손목이 시큰거리고 아프기 시작한다. 기저귀나 행주를 짜는 일을 자주 할 때 손목의 힘줄이 늘어져서 아프게 된다. 산모가 돌아눕거나 일어날 때 임신 때부터 늘어나 있던 천장관절부가 더 늘어나는 손상을 받을 수 있다. 바닥에서 일어날 때 한쪽 손목으로 바닥을 짚으면 손목의 앞쪽 인대가 늘어나서 시큰거릴 수 있다.

또한 특별히 강한 힘은 아니지만 오래 동안 중등도의 무게를 버티고 있을 때에도 인대나 힘줄이 늘어질 수 있다. 산모에게 있어서 이러한 손상은 아기에게 젖을 먹이거나 목욕을 시키기 위해서 오랜 시간 동안 같은 자세를 유지할 때 잘 일어난다. 이때 손목의 인대가 늘어지거나 힘줄이 부어오르는 손상을 입게 된다. 젖을 먹이려고 등을 오랫동안 굽히고 있으면 등뼈 사이의 인대가 늘어나서 등이 뻐근하게 아플 수 있다. 목과 어깨가 경직되어 뻐근할 수도 있다.

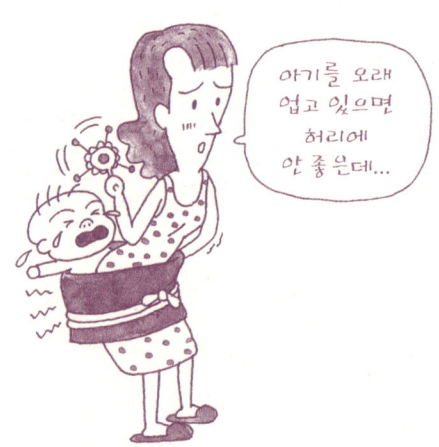

아기를 오래 업어주면 둔부를 뒤로 내밀고 있는 자세를 오래 유지해야 하므로 허리가 아플 수 있다. 아기가 큰 경우에는 양손을 깍지 껴서 뒤로 잡고 업어줄 수 있는데 이때에는 서로 잡은 엄지손가락 쪽의 손목 힘줄이 부어오르고 건초염이 생길

수도 있다.

아기를 안아줄 때는 점차 배를 앞으로 내밀어야 하므로 결국 허리에 무리가 오게 된다. 그 결과 손목과 등이 아플 수 있다.

허리는 임신 중에 체형이 변해서 아프기도 하고, 분만 중에는 아기를 밀어내느라 힘을 주다 보니 아프고, 분만 후에는 아기를 들어올리고 업어주고 하느라 또 아프다.

이와 같이 분만 후 한두 달 정도 집안일과 육아일을 하다 보면 결국 한두 곳의 인대가 손상이 올 수 있다. 일단 인대나 힘줄에 손상이 오면 주변의 근육도 뭉치고 다음에 움직일 때 아프다.

어느 관절이든지 통증이 오기 시작하면 그대로 하던 동작을 일주일 정도는 중단해야 한다. 그러나 주의하는 중에도 불가피하게 손상된 곳이 자극받는 자세를 취할 경우가 자주 발생하게 된다. 그렇게 인대가 반복 손상을 받게 되면 점차 회복하기 힘든 수준으로 가게 된다.

❀ 산후 운동은 왜 필요한가

산후에 운동을 하라는 것은 어떻게 보면 매우 부담스러운 권고일 수도 있다. 지금까지 산모들의 관절이 약해서 늘어지기 쉽다고 설명하면서도 그럼에도 불구하고 위험을 무릅쓰면서 운동을 하라고 하니 어찌 보면 모순된 권고처럼 생각될 수도 있다. 그러나 산후 운동은 가장 건강하고 무리가 없는 산후조리를 위해서, 일생 동안 따라다니는 통증의 악순환에서 해방되기 위해서 반드시 필요한 것이다.

활동이나 운동 부족으로 인한 합병증

활동이나 운동이 부족하면 나타나는 가장 현저한 변화는 근육과 뼈의 변화라고 할 수 있다. 활동이 적어지면 뼈 속의 칼슘이 급속히 빠져나간다. 이는 소변을 통해서 배출되는 칼슘의 양을 통해서 알 수 있다.

우리나라 사람은 칼슘의 섭취가 적은 편이므로 이후에 칼슘 섭취를 많이 할 가능성도 적다. 산후에 젖을 먹이느라 소모된 칼슘은 후에 보충이 되는 편이다. 그러나 오래 휴식한 후 소실된 칼슘은 다시 보충될 기회가 별로 없다고 볼 수 있다. 그러면 골질량은 지속적으로 줄다가 노후에 더 심한 골다공증으로 고생을 할 수 있다.

폐경 후에는 골질량이 급속히 줄어들기 시작한다. 폐경이 오기 전부터 골질량이 충분하지 않은 사람은 워낙에 없는 상태에서 시작하여 감소되기 때문에 5년 내에 골질량이 바닥으로 떨어지면서 심한 골다공증으로 진입할 수 있다. 그러나 평소 골질량이 높던 사람은 폐경 후 한참 낮아져도 아직 많이 남았으니 심한 골다공증의 가능성은 줄어든다.

활동이나 운동이 적어지면 근육의 위축도 눈에 보일 정도로 일어난다. 입원 당시에는 탱탱하던 장딴지 근육이 2주 정도 지난 후에는 어느새 헐렁거리는 것이 보이기 시작한다. 근육의 위축뿐만이 아니고 그에 따른 근력의 감소, 근지구력의 감소, 심폐기능 감소로 인한 심폐지구력의 감소 등이 같이 따라서 오게 된다.

산후의 휴식은 관절도 약하게 한다. 자극 받지 않는 관절의 연골은 자극에 취약해져서 작은 스트레스에 견디는 힘도 떨어진다. 즉 관절 손상이 더 잘 생긴다는 것이다. 사용하지 않으면 관절 주위의 관절낭이나 인대, 힘줄도 같이 약해진다. 장력에 견디는 힘은 전보다 더 약해지므로 잡아당기는 힘을 받으면 전보다 더 잘 늘어진다.

또한 활동과 운동의 감소로 인해 면역이 약해지면 바이러스가 몸에 침투해도 차단하지 못하므로 감기에 잘 걸리고, 회복이 늦으며, 축농증, 폐렴 등의 합병증도 더 잘 걸리게 된다.

산후 운동의 장점

출산하고 얼마 안 되어 몸을 움직이려고 하다 보면 힘이 많이 들 것이다. 그러나 힘들고 고생하는 만큼 보람은 있다.

걷기를 하면 뼈의 약화를 막아서 골감소증을 예방할 수 있다. 근육 운동을 하면 여기저기 아프던 근육통도 호전될 수 있다. 조기 거동을 하면 자궁의 회복도 빨라진다. 걸을 때 자궁 내 고인 오로의 배출도 쉬워진다. 자궁의 수축도 좋아져서 회복이 촉진된다.

조기에 운동을 시작하면 소변의 배출과 변비 방지에도 도움이 된다. 임신과 분만으로 늘어난 복부와 골반의 근육의 수축력도 증가할 수 있다. 오래 누워있으면 허리도 아프고 몸도 무겁지만 걸으면 기분도 좋아진다. 또한 임신성 정맥혈전증 같은 생명을 위협하는 무서운 합병증의 발병도 막을 수 있다.

산후에는 아기가 언제 문제가 생길지도 모르고 앞으로 아기를 키우다가 닥칠 어려움에 대한 긴장감 등으로 몸이 더 피곤할 수 있다. 그러나 적절한 운동을 해주면 이러한 긴장도 감소하고 피곤도 덜해진다. 피곤이 덜하면 주위 사람한테 짜증을 내는 일이 줄어든다. 아기가 보채도 더 잘 견뎌낼 수 있다. 우울증의 발생을 막을 수도 있다. 자신감도 생기고 일도 더 많이 할 수 있다.

또한 산후에 활동을 늘리면 임신 중에 늘었던 체중을 다시 회복하는데 많은 도움이 된다. 산후 체중이 빨리 감소하지 않는 것은 활동의 부족이 중요한 계기가 된다고 볼 수 있기 때문이다.

제왕절개술로 아기를 분만한 경우에도 조기에 걷는 것을 권한다. 아직 수술 부위가 많이 아픈데도 불구하고 운동을 하는 것은 이로 인한 이득이 매우 크기 때문이다.

수술한 산모가 빨리 걷기 시작하면 수술한 부위에 장이 들러붙는 것을 예방할 수 있다. 장의 일부분이 자궁에 붙어서 장유착이 생기면 후에 만성적으로 재발하는 복통과 소화불량, 장폐색증으로 고생할 가능성이 있으나, 수술 다음날부터 걷기를 열심히 한 사람은 이러한 합병증을 줄일 수 있다.

우리의 산모들은 몸조리 기간 동안 점차 약해져만 가고, 이로 인해서 많은 후유증을 앓게 된다. 그러나 적당한 운동으로 강인한 체력을 얻을 수 있다면 이를 방지하고 통증 없는 웰빙의 삶을 살 수 있을 것이다.

❀ 산모에게 체력 강화는 왜 중요한가

체력은 인간의 생존과 생활의 기반이 되는 신체적 능력을 말한다. 체력은 인간을 건강하고 활기차게 살게 하며, 하고자 하는 일을 효과적으로 무리 없이 할 수 있기 위해서 필요하다.

일반적으로 건강을 위한 체력의 구성 요소에는 근력, 지구력, 유연성 등이 있다. 운동선수들에게는 민첩성, 평형성, 순발력, 스피드 등이 추가로 필요하지만 여기에서는 산모와 관련된 부분만 설명하려고 한다.

'근력'이란 근육이 얼마의 힘을 낼 수 있는가를 의미한다. '지구력'이란 얼마나 오랫동안 일을 해야 피곤함을 느끼게 되는가를 말한다. 지구력은 '심폐지구력'과 각각의 '근지구력'으로 나누어서 생각해 볼 수 있으나 산모는 극한까지 심폐지구력을 사용할 일이 없으므로 근지구력만 생각해도 될 것 같다. '유연성'이란 관절이 손상 없이 얼마만큼 넓은 범위를 원활하게 움직일 수 있는가를 말한다.

근력과 근지구력이 좋으면 생활에 에너지가 넘치고 여러 가지 성인병에 걸릴 위험성이 줄어든다. 오랫동안 일을 많이 해도 힘이 별로 안 들게 된다. 피곤과 탈진이 덜하므로 스트레스나 병에 대한 저항력도 강하다.

반대로 근력과 근지구력이 약한 사람은 힘이 없거나 기력이 없는 상태가 반복된다. 약간만 일을 해도 어깨나 손목 등이 쑤시고 힘이 빠진다. 또 자주 피곤해하고 오래 쉬어도 회복이 덜 되어서 피로가 이어질 수 있다.

여자들 중에서는 특별히 근육을 쓰는 일을 하지 않으면서도 어깨의 통증을 호소하는 사람들이 상당히 많다. 이는 평소 근력 부족이 워낙 심하여 집안일만으로도 어깨 근육에 무리가 되는 경우로 볼 수 있다.

유연성은 운동을 부드럽게 해주며 근육이나 관절이 다칠 가능성을 감소시키는 역할을 한다. 조직이 유연하다는 말은 잡아 늘려도 손상 없이 많이 늘어났다가 다시 원래의 길이로 돌아갈 수 있다는 이야기가 된다. 예를 들면 고무줄은 유연하기 때문에 당겼다가 놓아도 늘어지지 않고 정상으로 돌아갈 수 있다. 그러나 실과 같이 유연하지 않은 조직은 당기면 끊어질 수는 있어도 늘었다가 돌아가는 힘은 매우 작다.

이와 같이 근육과 관절을 싸는 결합조직들이 유연하다면 손상이 적게 발생할 수 있다. 반대로 이런 조직이 유연하지 못하고 뻣뻣한 경우에는 장력이나 비트는 힘을 받을 때에 늘어나서 다시 정상으로 복원되지 않을 수 있다. 이런 경우가 '삐었다'고 표현되는 경우이다.

손상의 측면에서 한 가지 예를 들어 보자. 인체는 과다하게 무거운 것을 들거나 관절이 심하게 틀어지는 힘을 받으면 근육이나 인대, 힘줄이 늘어나고 아플 수 있다. 그런데 근육이 더 강한 사람은 같은 물건을 들어도 통증이 안 생길 수 있다. 즉, 다치지 않으려면 무거운 것을 들지 않거나, 혹은 무거운 것을 들어도 끄떡없을 정도로 근육이나 관절이 더 강하면 된다는 것이다.

산모에게 있어서 유연성의 개념은 약간 다르다고 볼 수 있다. 산모들의 인대는 유연하다기보다는 오히려 '유약하다'고 볼 수 있다. 이는 관절 주위의 조직들이 잡아당길 때에 견디는 힘이 약한 상태를 말한다.

이 경우 세 겹 줄은 안 끊어져도 한 겹 줄은 끊기 쉬운 것처럼 살짝만 당겨도 늘어질 가능성이 있다. 이와 같이 산모의 관절조직은 매우 약해서 잘 늘어지므로 유연성이 좋은 효과는 별로 발휘되지 못한다고 할 수도 있겠다.

산모에게 있어서 강한 근력은 아기를 안고, 젖을 먹이고, 업고 다니는 등의 육아일에 꼭 필요한 것이다. 또한 산후에 몸을 회복하면서도 하루 종일 아기의 요청이 있을 때마다 즉시 응답할 수 있으려면 지치지 않는 근력과 근지구력이 필요하다.

산모가 손상을 방지하려면 강한 근력과 유연성을 갖추는 것이 중요하다. 좋은 지구력을 갖춘 산모는 산후조리를 매우 여유 있게 할 수 있을 것이다.

사실 분만 4주 후에는 산모의 체력이 임신 전보다 더 좋아야 한다. 더 이상 혼자가 아니고 아기를 돌보는 일이 산모의 육체노동을 전보다 더 올려놓았기 때문이다. 그러나 일반적으로 산모의 체력은 오히려 전보다 더 떨어지는 경우가 보통이다. 오랜 휴식과 운동 부족이 이렇게 만들었다고 볼 수 있다.

그러므로 산모는 출산 직후 자신을 도와주는 사람이 있을 때 혼자서 아기를 돌볼 만한 체력을 만들어 놓아야만 한다. 그렇지 않은 경우 이어지는 피로와 관절의 손상을 받게 될 가능성이 증가하게 되는 것이다.

출산한 지 두 달 후에 직장으로의 복귀는 무리라고 볼 수 있다. 그러나 어쩔 수 없이 두 달 후에 직장으로 복귀해야 한다면 역시 체력 강화의 필요성은 더욱 증가한다.

체력은 노력하기에 따라서는 더 빨리 회복될 수 있다. 산후에 휴식시간을 줄이고 조기에 활동을 시작하고, 운동을 제대로 한다면 체력의 회복을 더 앞당길 수 있다.

그러나 이는 산모가 피곤하고 탈진한 상태에서는 바라기 힘든 것이다. 산모가 몇 시간이라도 푹 잘 수 있다면 산모의 몸은 더 활기차게 움직이고, 적극적으로 새로운 인생을 계획해 나갈 수 있을 것이다. 이는 초기에는 도우미가 도와주어야 하고 후반에는 남편이 도와주어야 할 것이다.

❀ 산모에게 적합한 일반적인 운동 방법

운동을 하기에 앞서 운동의 기본 원리를 이해하고 있으면 운동 계획을 세우는 데 있어서 보다 효과적이다. 원리를 모르고 그대로 따라하다 보면 자신과 맞지 않아서 몸에 무리가 올 수 있다. 그러나 운동에 대한 기본 지식과 주의사항을 잘 외우고, 지킨다면 그로 인한 손상은 걱정할 필요가 없다.

운동 전에 꼭 고려해야 할 가장 중요한 사실은 운동은 몸에 무리가 되지 않는 한도 내에서 해야 한다는 것이다. 이는 각각의 운동 때마다 무리가 되지 않도록 해야 하고, 또 기간을 두고 볼 때도 어느 기간 안에 너무 몰려서 운동하지 않는 것까지 포함한다.

특히 산모는 일반인보다 운동의 강도를 더 천천히 증가시켜야 할 것이다. 욕심이 앞서서 갑자기 많이 하면 관절이나 근육이 다치고 통증이 발생할 수 있다.

체력 강화를 위한 운동은 하고 났을 때 약간 피곤하기도 하고 몸이 쑤셔올 정도가 적당하다. 운동 중에 관절부위에서 통증이 발생하면 이는 손상의 가능성이 있으므로 즉시 하던 운동을 중지하는 것이 좋다.

그러나 운동 중에는 별 불편함이 없다가 운동 후에 관절이 아닌 근육 부위에서 뻐근하고 무거운 느낌이 드는 것은 근력의 강화를 위한 바람직한 현상이다. 운동 후의 이러한 불편을 이유로 힘들다고 운동을 중단하면 소기의 성과를 거둘 수 없다.

매번 힘이 조금 더 들어가는 운동을 하고, 시간이 지남에 따라 점차 강한 운동을, 더 많은 횟수로 반복하면 체력은 점점 더 강화된다. 이를

'과부하의 원리'와 '점증강화의 원리'라고 한다. 이는 체력 상승을 위한 기본 원리로 알려져 있다. 이런 방식으로 운동이나 일을 한 후에는 당연히 피곤함과 근육통을 약간씩이나마 느끼게 된다. 이때의 피로는 좋은 피로이고 필요한 피로이다.

체력의 강화는 피곤하고 아픈 과정이 있어야 비로소 더 잘 되는 것이다. 이 피로 후에 1~2일간의 휴식을 취하면 그 후에 더 강해지게 된다. 이 피곤이 감소하는 중에 바로 다음 운동을 하면 체력은 점차적으로 더 강해지게 된다.

운동을 시작하기 전에는 가볍게 스트레칭을 해주는 것이 좋다. 근육과 관절이 뻣뻣한 상태로 운동을 하면 다칠 우려가 있다. 운동 중에 관절이 흔들리고 늘어지는 힘을 받을 때 인대들이 신축성 있게 받쳐주지 못하고 늘어날 수가 있기 때문이다.

그러나 운동 전에 스트레칭을 하여 관절의 유연성을 증가시키면 손상의 가능성은 줄어든다. 준비 운동으로 근육의 혈액순환이 증가하면 근육이 다치는 것도 예방이 된다. 스트레칭은 손가락, 발가락 등의 작은 관절보다는 전신의 큰 관절을 지침에 따라 펴주는 운동을 하는 방향으로 한다.

스트레칭을 통하여 기존에 존재하던 근육통도 좋아질 수 있다. 아프던 근육은 통증으로 인해서 계속 수축하려 하고, 근육이 수축되면 다음 통증을 불러일으키므로 한번 생긴 근육통은 악순환 하는 경향이 있다. 이때에 제대로 된 스트레칭 운동은 근육을 펴주어서 통증을 호전시켜주고 다음 통증의 발생조차도 막을 수 있는 매우 좋은 치료법이라고 할 수 있다.

요통은 대부분이 근력과 유연성의 부족으로 인한다. 산모가 적게 움직이고 전적으로 휴식만 취할 때 허리의 유연성이 줄어서 경직된다. 이 상태에서 아이를 들어올리거나 할 때 늘어나는 손상을 받을 수 있다.

단순히 걷기만 할 경우 스트레칭 같은 준비 운동은 필요 없으나 여러 가지 동작을 통해서 근력을 증가시키려 하는 경우는 본 운동 전에 가벼운 스트레칭을 하는 것이 도움이 될 것이다.

산모들이 할만한 운동은 중간에 다쳐도 대부분 가벼운 것이다. 대개 운동을 중단하고 며칠 쉬면 수일 내로 좋아질 것이다. 그러나 아픈데도 불구하고 횟수를 정해놓고 마칠 때까지 운동을 지속한다거나, 다음에도 똑같은 운동을 반복하면 손상은 점차 깊어질 뿐이다. 이때는 스스로 회복도 안 되고 자주 재발하는 만성적 통증으로 진행할 수 있다.

운동 후 2주가 지나도록 시큰거리고 아픈 곳이 있으면 이는 중등도 이상의 손상을 입은 것으로 볼 수 있다. 이때는 치료가 필요한 경우이다. 치료를 받는 중 완전한 통증의 소실이 있고 다음에 중등도 이상의 힘으로 움직여도 통증이 재발하지 않는다면 거의 나은 것으로 평가해도 될 것이다.

만약 치료 중에 상당한 호전이 있었으나 다시 비슷한 동작을 취한 다음에 약간씩 통증이 재발하면 후에도 재발할 가능성이 있다고 볼 수 있다. 이런 통증은 만성화할 가능성이 있다. 만성통증에 대해서는 프롤로요법 등 시도해 볼 만한 치료법이 있으니 운동을 다시 시작할 수 있다.

❀ 산후 회복과 체력 강화에 좋은 운동

산모의 경우 다른 점이 많으므로 일반인들의 운동과는 약간 다른 원칙을 적용해야 한다. 생활을 위한 활동량은 무리가 가지 않는 한에서 더 천천히 증가시키는 것이 좋다. 처음에는 일반인보다 더 낮은 강도로 시작하고 점증강화는 더 천천히 시켜야 할 것이다.

분만 후 초기 운동은 천장관절과 치골결합 등 중심선이 많이 뒤틀릴 수 있으니 무리를 받지 않도록 가능하면 대칭적이고 체중이 적게 실리는 운동을 하는 것이 좋다. 또한 갑작스럽거나 격렬한 동작은 관절에 무리가 될 수 있다.

분만 초기에는 등과 허리, 골반 등에서 충격을 견디는 힘이 적으므로 뛰기와 같이 강한 충격을 주는 운동은 피하는 게 좋다. 처음 두세 달까지는 가벼운 운동을 주로 하고, 그 후에 점차 중등도 운동으로 강도를 올려가는 것이 바람직하다.

어떤 산모는 임신 중 증가했던 체중을 빨리 정상으로 되돌리기 위해서 조기에 무리하게 운동을 하기도 한다. 그러나 산후의 운동은 살을 빼기 위한 것이 아니고 다치지 않고 건강하게, 신속하게 체력을 회복하기 위한 것이다. 기본적인 몇 가지 권고사항에만 충실하면 체중은 당연히 빠지게 되므로 너무 무리할 필요는 없다.

6개월 후부터는 각각의 체력 여하에 따라서 고강도 운동을 할 수도 있다. 가벼운 운동은 다칠 가능성이 거의 없으므로 준비 운동을 위해 너무 부담을 갖지 않아도 된다. 중등도 운동부터는 가벼운 스트레칭으로 근육을 늘려주면 손상을 막는 데 도움이 된다. 고강도로 짧게 하는 운동인 경우는 손상을 막기 위해서 준비 운동과 정리 운동까지 꼭 하는 것이 좋다.

분만 후에는 유방이 많이 커져서 몸을 움직이는 운동을 할 때 흔들리고 불편할 수 있다. 그러므로 운동 중에는 지지력이 좋은 브래지어나 운동선수용을 사용하는 것도 괜찮다. 운동하기 전에 아기에게 젖을 먹이면 유방의 무게를 줄이고, 운동 중에 유즙이 새는 것을 막을 수도 있다.

산모는 심장 박동수가 많이 올라갈 정도로 숨이 많이 찬 운동을 할 필요는 없을 것 같다. 특히 임신 중에 고혈압이 있었거나 쌍둥이 임신, 분만 후 산도에 염증 발생, 걸을 때 환도가 아프거나 한 경우에는 운동을 더 늦게 시작하고 가벼운 정도만 하는 것이 좋을 것이다.

산후조리원에 있는 동안은 조리원에서 많이 보조해주므로 산모들의 쉬는 시간이 더 길어질 수 있다. 산모들은 이 기간에 활동이 너무 줄어들지 않도록 노력해야 할 것이다. 산후조리원이 걷기나 가볍게 운동을 할 수 있는 적당한 시설을 갖추고 있으면 더욱 도움이 될 것이다.

지구력 운동

지구력을 늘리기 위해서는 낮은 강도의 운동을 여러 번 반복하는 것이 좋다. 아무 운동이든지 숨이 찰 정도로 오래 운동하면 지구력 운동이 된다. 단, 전신의 지구력을 늘리기 위해서 전신의 몸동작을 하는 운동을 낮은 강도로 숨이 차게 하는 것이 좋다.

에어로빅으로 알려진 전신 운동은 지구력 운동의 한 종류이다. 이 운동은 심폐지구력도 증가시켜주므로 건강에 매우 좋은 효과를 낸다. 그러나 산모가 뛰는 동작의 에어로빅 운동을 하려면 분만 후 최소한 6개월은 지나야 가능하다.

가벼운 지구력 운동은 매일 해도 되지만 힘든 운동의 경우에는 2~3일 간격으로 하루씩 쉬는 것이 좋다.

분만 후 초기에 할 수 있는 지구력 운동으로는 걷기, 제자리 걷기, 고정 자전거 타기 등이 있다.

근력 운동

보통 근력을 증가시키려면 과부하의 원리에 따라 근육에 약간의 무리가 가도록 운동하고 점차 강도와 횟수를 증가시키는 방법을 사용해야 한다.

근력 운동을 제대로 한 경우에는 하루 이틀 정도 근육통이 생기는데 이때는 근력 운동을 중단해야 한다. 또한 2~3일 후 다음 운동을 하지 않으면 효과가 떨어지므로 일주일에 2~3회 정도는 규칙적으로 근력 운동을 하는 것이 좋다.

근력 운동은 한 번 할 때는 근육과 관절에 무리가 오지 않는 선에서 5~10회 정도만 한다(한 세트). 한 세트 더 하려면 30초에서 1분 정도 쉬었다가 다음 세트로 5~10회 정도 반복한다. 이렇게 한 세트를 한 후 잠시 쉬었다가 체력 여건에 따라 한 세트를 더 할 수도 있다.

여기에 소개하는 다른 모든 근력 운동도 이러한 방식으로 동일하게 적용하여 하면 된다. 이는 일반인의 경우보다 약간 낮게 설정한 것이다.

산모들의 경우 근력 운동은 일반 여자들이 하는 운동과는 좀 다를 수

밖에 없다. 산모들은 인대의 힘이 약해 있어서 조기에 힘이 많이 들어가는 운동을 하다가는 인대의 손상을 가져올 수 있기 때문이다. 또한 산모들은 너무 빨리 운동량을 증가시키는 흔한 실수를 저지르지 않도록 해야 한다.

근력 운동에는 수없이 많은 종류가 있으나 여기서는 각 부위별로 한두 가지만 소개하겠다. 비교적 쉽고 간단한 방법들이므로 꾸준히 잘 따라해 보면 도움이 될 것이다.

이제부터 산후에 할 수 있는 근력 운동을 등척성 운동, 상체 운동, 허리와 복근 운동, 다리 운동 등으로 나누어서 배워보자.

● 등척성 운동

처음에는 관절을 움직이지 않고 근육을 수축하는 '등척성 운동' 부터 시작해 볼 수 있다. 운동을 하려면 대부분 관절을 움직이는 동작이 필요하다. 그러나 관절을 움직이지 않고도 운동을 할 수 있다.

예를 들어서 벽을 5초간 밀고 서 있으면 관절의 움직임이 없으니 등척성('근육의 길이가 같다' 는 뜻)이라 한다. 이 경우 관절의 움직임이 없으므로 손상의 가능성도 더 줄일 수 있다.

인체가 휴식을 길게 취하면 빠른 시간 안에 근력의 감소가 일어난다. 하지만 산후 초기에 등척성 운동을 하면 근육의 약화를 방지할 수 있을 것이다.

원래 이 운동은 다쳐서 깁스를 하는 등 관절을 고정한 사람들의 근육 약화를 막기 위해서 고안된 운동이지만, 산모들에게도 적용해서 운동의 효과를 볼 수 있다.

벽을 밀고 서 있기, 타월을 양손에 잡고 당기기 등과 같이 등척성 운동은 거의 움직이지 않고 운동을 하므로 언제 어디서나 틈이 날 때마다 시도해 볼 수 있다.

산모들이 산후 초기에 하기 적당한 등척성 운동은 팔, 다리, 복부의 근육을 5초 정도 강하게 힘을 주었다가 푸는 것이다. 이런 수축을 5~10회 정도 반복한다. 이런 식으로 전신의 모든 근육에 대해서 근력 운동을 할 수 있다.

이 운동은 서서 해도 되고, 양팔을 굽힌 상태에서도 같은 방법으로 하면 된다. 어떠한 자세이든지 움직이지 않고 근육을 강하게 수축할 수 있으면 모두 등척성 운동으로 근력 운동이 된다.

다만 근력 증가는 그 각도에서만 일어나는 단점이 있다. 즉, 팔을 펴고 힘을 주면 펴는 근력만 강해진다. 이를 보완하기 위해서는 팔이나 다리를 여러 각도로 굽히면서 매 각도마다 힘을 주는 방식으로 운동한다.

이러한 등척성 운동으로 쉬는 동안 근력이 약해지는 것을 막을 수 있다. 또한 운동 후에 근육이 뻐근한 증세도 덜하고 산모가 적응하기도 편하기 때문에 권장된다.

그러나 현재 고혈압이 있거나 임신성 고혈압이 있던 산모는 분만 초기에는 이 운동을 하지 않는 것이 좋다. 전신에 힘을 주면 혈압이 잠시 더 올라갈 수 있기 때문이다.

혈압이 걱정이 되는 경우 전신의 근육을 부위별로 나누어서 팔, 다리, 허리, 복근 등에서 따로 따로 시도한다. 예를 들어서 양측 팔을 어깨에서 손목까지 강하게 수축하여 5초간 유지하고 푸는 식으로 5회 정도 한다. 다음에는 허리와 둔부, 발로 부위를 옮겨간다.

이런 방식대로 하면 어떤 자세에 있든지 근력 운동을 할 수 있다. 누워서 쉬는 중에도, 도우미가 운동을 못하게 감시하는 중에도 할 수 있다.

● 상체 운동

- 누워있는 상태에서 하는 팔 운동

누워있는 상태에서 팔 운동을 할 수 있다. 먼저 양팔을 활짝 벌렸다가 위로 올려서 양손이 마주 닿게 하기를 5~10회 반복한다. 다음엔 자세를 바꾸어서 손을 다리 쪽으로 내렸다가 올려서 머리 위까지 뻗었다가 다시 내리기를 반복한다.

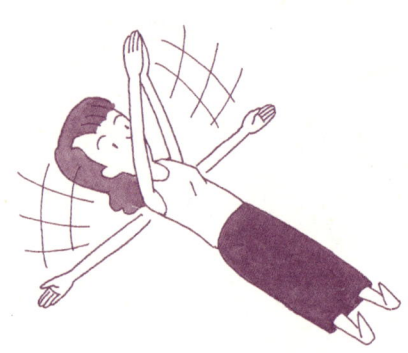

이 운동은 기구를 들고 하면 힘이 들지만 맨손으로 하면 힘이 적게 든다. 그 대신 여러 각도로 횟수를 5회 이상 더 많이 반복해야 효과가 있다.

다음날 팔이 뻐근하면 하루 쉬는 식으로 일주일 정도 운동을 해 본다. 별로 힘이 들지 않고 근육통도 없으면 점차 무게가 나가는 것을 들고 할 수 있다.

- 벽 짚고 팔굽혀펴기

맨바닥에서 팔굽혀펴기를 하라면 할만한 산모는 거의 없다. 그러나 벽을 짚고 하거나 싱크대를 짚고 하기는 비교적 쉽다. 벽 짚고 팔굽혀펴기는 힘이 적게 들고 관절에 부담이 적으므로 상체 근력 운동으로 처음 시작하기에 부담이 없다.

초기에는 5~10회 정도만 한다. 운동 후에 옆구리, 팔 등이 뻐근하면 하루나 이틀 쉰 후 반복한다. 무리가 안 되면 점차 5~10회 한 후 잠시 쉬었다가 5~10회를 더하는 식으로 강도를 높여간다.

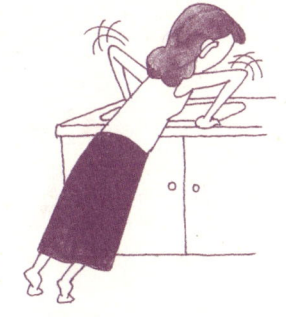

벽 짚고 하기가 매우 쉬우면 점차 싱크대, 높이가 낮은 책상, 소파 등을 짚고 시도한다. 몸을 세우고 하기가 싫으면 그냥 방바닥에서 해도 된다. 이 경우 무릎을 꿇고 상체만 팔굽혀펴기를 한다. 그리고 운동을 하다가 어깨에서 시큰거리는 통증이 생기면 수일간 중단하도록 한다.

-아령을 이용한 운동

근력이 어느 정도 강화된 후에는 가볍게 아령을 이용한 운동을 한다. 아령을 들고 운동하는 방법은 여러 가지가 있으나 산모들이 하기에 적당한 방법으로는 다음과 같은 방법들이 있으며, 공통적으로 5~10회 반복한다.

먼저 머리 위로 들어올리기는 어깨근육 전반을 강화시켜 주는 운동이다. 방법은 양팔을 벌리고 아령을 귀와 나란한 위치에 둔 다

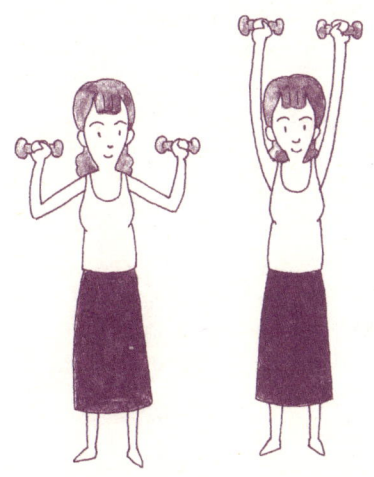

음 두 팔을 위로 들어올렸다가 다시 직각으로 굽혀 내리는 동작을 반복한다. 이때 양팔이 너무 벌어지거나 좁아지지 않도록 주의한다.

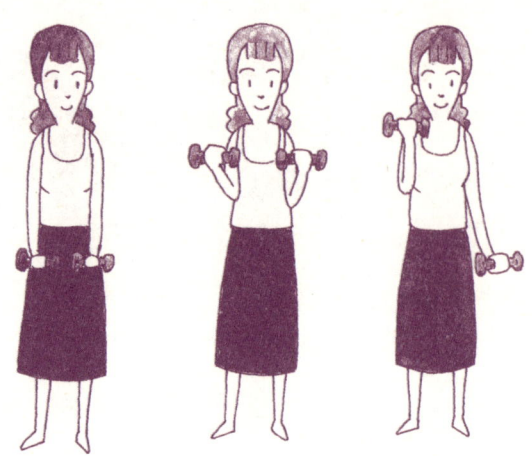

앞으로 굽혀서 올리기(이두박근 운동)는 팔 앞쪽 근육을 강화시켜 주는 운동이다. 위의 그림과 같이 양발을 어깨너비로 벌리고 서서 팔꿈치를 옆구리에 붙이고 양손을 동시에 위로 들어올린다. 처음의 위치로 돌아와 반복한다. 한 손씩 교대로 들어올리는 방법도 실시한다.

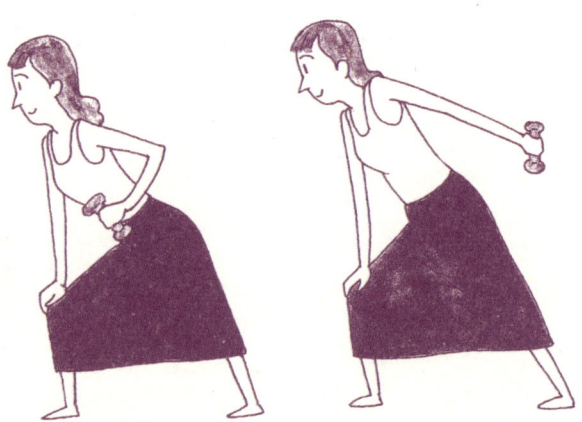

팔 뒤로 뻗기(삼두박근 운동)는 팔 뒤쪽의 근육을 강화시켜 주는 운동이다. 앞의 그림과 같이 운동하는 팔의 반대쪽 발을 한 발 앞쪽으로 내딛고 손을 무릎에 올린다. 구부리고 있던 운동하는 쪽의 팔을 몸통 뒤로 뺀 다음 팔꿈치는 고정하고 뒤쪽으로 쭉 뻗는다. 팔을 처음의 위치로 올 때까지 구부리고 반복한다. 한쪽 팔의 운동이 끝나면 다른 쪽 팔로 교대해서 실시한다.

이와 같은 아령을 이용한 운동이 무리가 안 되면 점차 5~10회씩 한 후 중간에 30초에서 1분 정도 쉬었다가 다시 5~10회를 한다.

처음에는 500g 무게의 아령으로 시작한다. 아령이 없으면 페트병을 이용할 수 있다. 페트병에 500㎖ 정도의 물을 담으면 500g의 아령과 같은 무게가 되므로 조절이 쉽다. 점차 물을 1ℓ 이상으로 올려가며 한다.

여성은 남성에 비해서 상체 근력이 매우 약하므로 이런 운동은 임신 중이나 아기를 낳고 난 다음에도 매우 유익한 운동이라 할 수 있다.

● 허리와 복근 운동

-누운 상태에서 머리만 살짝 들어올리기

반듯이 누운 다음 등은 바닥에 붙인 상태로 머리만 살짝 들어올린다. 즉, 윗몸 일으키기를 중간까지만 하는 것이다. 이때 양손을 머리 뒤로 돌려서 깍지 끼면 머리를 잡아당기게 되어서 뒷목의 인대가 늘어날 수 있으므로 양손을 배에 두거나 가슴에서 겹치도록 두는 것이 좋다.

산모의 경우 머리를 들어올리는 동안 복압이 높아져서 배의 근육이 가운데에서 벌어지는 경우가 있다. 이때는 양손을 배에 올려놓고 복근이 많이 벌어지는 것을 방지하면서 시도해 볼 수도 있다. 이런 운동을

5~10회 정도 반복한다.

　무리가 안 되면 5~10회 시행 후 잠시 쉬었다가 5~10회를 더할 수 있다. 운동을 한 날과 다음날에 배와 등의 근육이 뻐근하고 아프면 하루 이틀 정도 쉬었다가 반복한다. 한두 달 간격으로 1회 운동 횟수를 늘리고 세트를 3회까지 증가시킬 수 있다.

－누워서 무릎을 구부리고 엉덩이를 높이 들어올리기

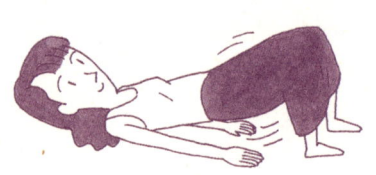

　반듯이 누운 상태에서 무릎을 구부린다. 그런 다음 엉덩이를 높이 들어올리는 운동을 하면 복근의 힘을 증가시킬 수 있다. 힘이 들면 5~10회만 한다.

－등배 운동

　복근 운동의 반대 동작으로 등배 운동을 할 수 있다. 엎드려서 팔은 뒷짐 지듯이 한다. 머리와 상체를 들어올렸다가 다시 엎드리는 방식으로 반복하면 등 쪽의 여러 근육에 근력 운동이 된다. 반복 횟수는 다른 운동과 같다.

● 다리 운동

－다리 상하 운동

　바닥에 누워서 다리를 쭉 펴고 한쪽 다리를 수직까지 올렸다가 천천히 내린다. 두 다리를 번갈아 가며 하되 한쪽에 5~10회씩 한 후에 반대편 운동을 한다. 반복 횟수는 다른 운동과 같다.

-무릎 반 굽혔다 펴기

의자를 붙잡고 무릎 반 굽혔다 펴기를 5회만 한다. 반복 횟수는 다른 운동과 같다.

유연성 운동

유연성이란 관절과 관절 주위 조직(인대, 근육, 힘줄)에서 발생한다. 만약 관절 주위의 인대나 힘줄이 고무줄처럼 유연하다면 아무리 늘어나도 다시 돌아오니 조직은 다치지 않을 것이다.

신체 활동이 부족하면 근육과 관절이 경직되면서 유연성이 점차 부족해진다. 산모는 휴식 기간이 길고, 가벼운 활동만 하다 보니 관절이 굳어져서 유연성이 떨어질 수 있다.

그러므로 스트레칭 운동을 통하여 유연성의 감소를 막거나 더 건강해질 수 있다. 스트레칭이란 자신의 관절이 움직일 수 있는 범위를 넘어서 약간씩 더 늘려주는 운동이다.

보통은 자신의 근육의 힘이나 몸무게를 이용해서 관절을 가볍게 신장시키므로 인대 손상의 가능성은 낮다. 그러나 인대가 약한 산모는 부주의해서 스트레칭을 하면 인대가 늘어져버리는 손상을 받을 수 있다. 그러므로 유연성 운동을 하기는 해야 하나 무리한 힘을 가하지 않고 가벼운 범위 내에서 하는 것이 좋다.

부위는 어깨, 허리 등의 관절에 주로 한다. 각 관절을 여러 방향으로 평소보다 좀더 펴지게 힘을 가한 상태로 5초 정도 유지한다. 스트레칭 운동은 각 관절마다 운동방식이 매우 다양하므로 몇 가지만 그림과 함께 간단히 설명하겠다.

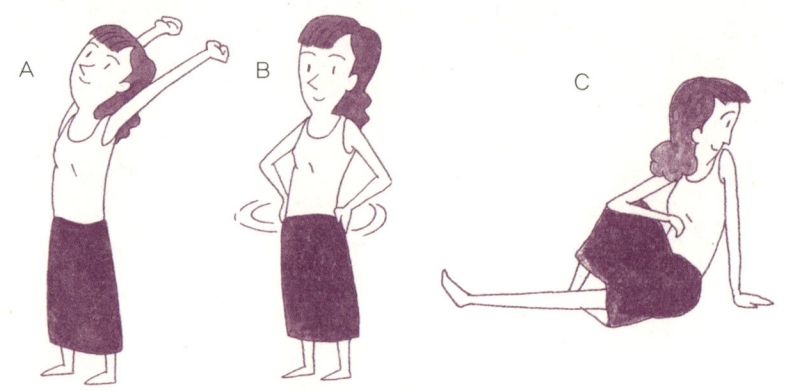

A. 상체 스트레칭 운동 : 팔을 머리 위로 들고 좌우로 돌리기
B. 허리 스트레칭 운동 : 서 있는 자세에서 허리를 좌우로 돌리기
C. 허리 스트레칭 운동 : 앉은 자세에서 무릎을 세워 넘긴 쪽을 누르면서 고개와 허리는 반대로 틀어주기

회음부 운동

출산 직후 자궁 근처의 근육과 인대들은 전부 늘어난 상태가 된다. 아기가 태어나는 과정에서 산도의 조직들이 늘어나면서 산도를 넓혀 주었기 때문이다. 산도가 늘어난 결과 가장 흔히 생길 수 있는 증세는 요실금이라 할 수 있다. 웃거나 재채기를 할 때, 가볍게 뛸 때, 버스에서 내릴 때 오줌이 소량씩 새듯이 나와서 산모를 당황하게 한다.

분만 후 생기는 요실금은 아기가 매우 컸던 경우나 난산이었던 경우에 항문이나 요도 주위의 괄약근이 많이 늘어나서 조이는 힘이 떨어지므로 발생할 수 있다. 나이가 들면 산도가 늘어진 부작용이 더 심해진다. 젊었을 때는 요실금이 없다가 연령이 50이 넘으면서 조직이 약해지면 증세가 시작된다.

요실금이 심해지면 늘 소변이 새어 나와서 사회생활에 상당한 지장을 받게 된다. 또한 자궁이 늘어진 산도로 빠져나오는 자궁탈출증도 가능하다. 이런 부작용으로 수술 받는 사람도 많은 편이다.

회음부 운동은 늘어진 골반을 다시 당겨지게 하고, 근력을 증가시켜서 부작용을 방지하는 데 많은 도움이 될 수 있다. 이 운동은 케겔(Kegel)이란 산부인과 의사가 고안했기 때문에 '케겔 운동'이라고도 한다.

방법은 골반 근육을 세게 수축시키고 잠시 참은 다음 수축을 푸는 방식의 운동을 많이 반복하는 것이다. 이때 느낌은 대변과 소변을 참듯이 항문 근처의 근육을 강하게 조였다가 푸는 것이다. 단, 허벅다리의 근육은 수축하지 않는다.

처음에는 아침, 저녁으로 20~30번씩 해 본다. 만약 근육이 피곤하거나 아프다고 느껴지면 하루 이틀 쉬면 된다. 점차 운동이 부담이 안 되면 하루에 300~400회까지 해도 된다. 이런 운동을 6개월 정도 열심히 하면 원하는 성과는 거둘 수 있을 것이다. 이 운동을 평생 지속적으로 하는 것도 좋다.

회음부 운동은 아무 때나 아무 장소에서나, 산모가 어떠한 자세에 있든지 영향을 받지 않고 수시로 할 수 있다. 이 운동은 빨리 시작하는 것이 좋으므로 분만 후 하루 이틀 내에 시작해 보도록 한다.

❀ 시기별로 산모에게 적당한 운동

출산 후 1~2일

몸을 일으킨 상태에서는 기본적인 생활보다 약간 더 걷는 정도로 활동을 늘릴 수 있다. 걷고 싶은데 밖으로 나가기가 겁이 나면 제자리 걷기를 5분 정도 한다. 가볍게 온몸을 좌우로 돌리기를 5분간만 해도 근육의 긴장이 풀어지고 피곤함이 덜해지는 효과를 볼 수 있다.

근력 운동은 관절 움직임 없이 전신의 근육을 수축하기, 양팔과 양다리를 따로 수축하기 등의 등척성 근력 운동을 부위별로 5회씩 하는 것이 적당한 수준이다. 누워있는 상태에서 팔을 들어올리기를 여러 방향으로 5~10회 정도씩 할 수도 있다. 힘이 안 들면 매일 해도 되고, 힘이 들면 2~3일 간격으로 한다.

오래 누워있다가 허리가 아프거나 어깨가 배기듯이 불편하면 일어나 앉아서 약간의 스트레칭을 하는 것이 좋다. 요통과 등의 통증이 호전되고 기분도 좋아질 것이다. 제자리 걷기를 해도 요통을 가라앉히는 데 도움이 된다. 제왕절개 수술을 한 경우 허리의 스트레칭이 불편하면 제자리 걷기만을 시도해 볼 수 있다.

출산 후 3~7일

이때는 지구력 운동으로 걷기나 제자리 걷기가 가장 좋은 것 같다. 조기 보행을 해도 골반이나 천장관절부(엉덩이 부위)가 아프지 않으면 기본 활동 외에 운동을 위한 보행을 늘려가는 식으로 한다.

집에 러닝머신이 있다면 천천히 5~10분 정도 걷기도 좋을 것이다. 계단을 오르내리는 동작은 천장관절부가 많이 움직이므로 일주일 지난 후에 시작하는 것이 좋다.

상체의 근력 운동으로는 벽 짚고 팔굽혀펴기가 가장 부담이 적고 좋다. 처음에는 5~10회 정도 하고 다음날 근육이 뻐근하면 하루 이틀 쉰다. 근육통이 전혀 없었으면 2일 후에 다시 할 때 횟수를 20회로 늘리거나, 좀더 힘들게 싱크대를 의지해서 팔굽혀펴기를 한다. 다음날 옆구리, 팔에 약간의 뻐근함이 생기면 하루 이틀 정도 쉬었다 하면 더 강해지는 효과를 볼 수 있다.

중간에 피곤함을 느끼면 같은 근육을 사용하는 운동을 하루 이틀 정도 쉬어주는 것은 모든 경우에 있어서 기본이다. 쉬는 동안에도 계속 운동을 하고 싶으면 다른 근육을 사용하는 운동은 얼마든지 해도 된다.

복부와 등배근육을 강화시키는 운동도 서서히 시작할 수 있을 것이다. 아직까지는 한번에 복부 운동을 5회 정도, 등배 운동도 5회 정도 한다. 10회씩으로 늘리는 것은 3주 정도 지난 후부터 가능할 것이다. 단, 제왕절개 수술을 한 경우는 복부 운동이나 등배 운동은 두 달이 지난 후 본격적으로 하는 것이 좋다.

누워있을 때는 다리를 올렸다가 서서히 내리는 운동을 좌측 우측 번갈아가며 반복할 수 있다. 처음에는 5회씩 아침저녁으로 하다가 점차 횟수를 늘려간다.

출산 후 1~3주

산후 1주경부터 한 달이 될 때까지는 이제까지의 운동을 적당히 연결해서 계속한다. 운동의 정도는 피로하지 않은 한도 내에서 점차 운동의 강도와 횟수를 약간만 더 늘려가는 방향으로 한다.

이때쯤이면 산후조리를 도우러 왔던 누군가가 갈 시기가 다가오므로 집안일이 갑자기 증가할 수 있는 때이다. 육아의 요령도 늘어서 능숙해져야 한다.

지구력 운동과 근력 운동은 초기에 비해서 두 배 정도 증가시켜서 해도 될 것 같다. 원래 운동의 강도는 더 천천히 증가시키는 것이 바람직하나 산모의 신체 상황을 고려하여 처음에는 운동의 강도를 매우 약하게 잡은 것이므로 이 정도로는 별 문제 없을 것이다.

출산 후 4~20주

이때쯤이면 평소 하던 근력 운동을 두세 배로 늘려도 될 것이다. 지구력 운동으로는 걷기, 제자리 걷기, 고정 자전거 타기 등을 몸이 허락하는 한도 내에서 운동 시간을 늘려 잡는다.

직장에 복귀해야 하는 산모는 이때쯤에는 더 힘든 운동을 할 수 있어야 한다. 두 달 후에 직장으로 복귀하면 하루 종일 일을 해야 하기 때문이다.

만약 몸의 중심 근육인 허리나 다리가 힘이 약하거나 통증이 있으면 피로가 더 빨리 올 수 있다. 일을 하던 중에 요통이 생기면 수시로 허리 근육의 스트레칭을 통해서 허리의 긴장을 풀고 통증을 가라앉힌다.

뛰거나 에어로빅 운동을 하고자 하는 경우는 5~6개월이 지난 후에 하는 것이 좋다.

❀ 일상생활에서 조심해야 하는 동작

일상생활에서 산모가 주의해야 할 동작이나 자세를 잘 알아두면 그나마 손상을 더 줄일 수가 있을 것이다. 산모가 주로 주의해야 할 동작은 힘을 많이 써야 하는 일, 관절을 많이 굽혀야 하는 일, 힘이 드는 자세를 오래 지속해야 하는 일 등이라 할 수 있다. 모든 동작들은 분만 초기에는 더 주의하고 시간이 지남에 따라서 점차 자유롭게 하면 될 것이다.

그러면 산모가 일상생활을 하면서 어떠한 자세와 동작을 좀더 주의해야 하는지 상황별로 자세히 살펴보도록 하자.

침대 사용이 손상을 줄인다

우리의 주거문화는 바닥에서 생활하는 방식이다. 요즘에는 침대 사용이 많이 늘었지만, 침대를 사용하던 산모라도 분만 후에는 몸을 뜨겁게 하기 위해서 바닥으로 다시 내려가 생활을 하는 경우가 많다.

바닥에서 생활하는 경우 산모가 일어설 때는 무릎의 통증에 신경을 써야 한다. 일반인에게는 무리가 되지 않을 자세도 무릎이 아픈 노인들에게는 무리가 되듯이, 힘줄이 약한 산모에게는 무리가 될 수 있다. 그리고 바닥에서 몸을 일으킬 때는 비대칭으로 쪼그려 앉은 자세에서 일어서게 되므로 천장관절이 벌어지는 통증을 느낄 수도 있다. 그렇다고 산모에게 무리가 되지 않도록 자주 일어나지 말라고 하면 이는 활동의 감소를 불러올 것이므로 좋지 않다.

만약 침대를 사용하면 이런 동작이 줄게 되므로 도움이 될 것이다. 실제로 침대생활을 주로 하는 서구에서는 산모들이 무릎의 통증을 호소하는 경우는 흔치 않은 편이다. 따라서 산모가 침대에서 생활하게 되면 이러한 손상의 가능성은 줄어들 것이다.

계단을 오르내릴 때의 주의

계단을 오르거나 내려갈 때에는 무릎의 슬개건과 거위발건이 당기는 힘을 많이 받는다. 특히 계단을 내려가는 동작에서 더 무리가 된다고 볼 수 있다. 그러므로 산모는 출산 후 일주일 이내에는 계단의 이용을 가능하면 자제하는 것이 좋다. 그 후에도 초기에는 사용을 자제하고 점차 증가시키는 방향으로 한다.

손빨래를 할 때의 주의

아기 배내옷 짜기, 기저귀 짜기, 행주 짜기 등 손빨래를 하면서 강하게 짜는 동작을 하면 손목에 무리가 온다. 특히 엄지손가락 쪽의 손목에서 힘줄이 부어오르는 드쾨르뱅 건초염에 걸릴 수 있다. 또한 손목의 기타 인대들이 늘어나서 통증이 생길 수 있다.

가능하면 짜는 동작은 하지 말거나 약하게 짜도록 노력한다. 시간이 지날수록 점차 강하게 짤 수 있다. 간혹이라도 면기저귀를 사용하는 경우에는 짜거나 강하게 털지 말고 바로 가볍게 물에 헹군 후 세탁기에 넣는 것이 좋다.

걸레질을 할 때의 주의

걸레질은 체중을 실어서 닦게 되므로 손목에 무리가 되기 쉽다. 특히 평소에 집안을 열심히 쓸고 닦던 사람들이 하던 습관을 못 버리고 청소를 열심히 하거나, 걸레로 세게 훔치는 경우 더 문제가 될 수 있을 것이다. 걸레를 잡은 손가락에 힘이 많이 들어가면 손가락이나 손목 관절이 아프기도 한다.

결과적으로 정중신경증후군이 오면 새벽에 손이 저린 증상부터 생기기 시작한다. 더 심해지면 낮에도 저린 증상이 지속될 수 있다.

그러므로 산모는 방을 닦을 때는 손에 너무 힘을 주지 말고 약하게 훔치고, 짧은 시간만 하는 것이 좋다. 가구를 닦는 경우는 힘이 덜 들어가기는 하지만 많이 하면 역시 비슷한 손상을 받을 수 있다.

설거지를 할 때의 주의

설거지를 하느라 오래 서 있으면 허리가 점차 앞으로 내밀어지면서 허리에 통증이 생길 수 있다. 또한 손목을 돌리면서 그릇을 닦는 동작에서 욕심껏 세게 닦다 보면 손목에 무리가 올 수 있다. 그릇을 받치는 손목에도 무리가 올 수 있다.

결과적으로 건초염이 생겨서 엄지 쪽이나 혹은 새끼손가락 쪽의 손목이 아플 수도 있고, 정중신경증후군을 더 악화시킬 수 있다. 또한 오래 서 있어야 하므로 무릎에도 약간의 무리가 올 수 있다.

설거지를 한번에 소량씩 하는 경우에는 부담이 적으나, 많은 양을 한꺼번에 해야 할 경우에는 다른 사람에게 도움을 청하는 것이 좋다.

이불을 갤 때의 주의

방바닥에서 이불을 들고 몸을 일으키는 동작을 하면 등뼈 사이의 인대가 늘어나는 힘을 받게 된다. 또한 천장관절에서도 늘어나는 힘을 받을 수 있다. 결과적으로 허리를 삐거나 환도가 시린 증세가 악화될 수 있다. 그러므로 산모는 욕심을 내서 이불을 들어올리지 말고 다른 사람에게 요청하는 것이 좋겠다.

모유 짤 때의 주의

불은 젖을 짜느라 오랜 시간 힘을 주는 경우에는 손목과 손가락에 무리가 될 수 있다. 또한 머리를 많이 굽혀서 젖을 들여다보며 작업을 하게 되면 뒷목에서 척추뼈 사이의 인대가 늘어지거나 목 뒤의 근육이 뭉칠 수 있다. 통증이 생기면 어떠한 자세를 취한 후에 통증이 생기는지를 잘 알아본 후 그러한 동작을 중단하거나 줄이도록 한다.

빨래 널기와 세탁물 정리할 때의 주의

빨래를 널 때의 동작 자체는 아무런 문제가 없다. 그러나 세탁물을 널기 전에 허공에서 털어댈 때의 동작은 손목의 앞뒤 쪽에서 인대를 늘어나게 할 수 있다. 그러니 너무 세게 털어대는 동작은 하지 않는다.

그 외 세탁물을 개거나 다림질, 기저귀 갈기 등을 할 때엔 쪼그려 앉지 말고 바닥에 편하게 주저앉아 하는 편이 천장관절과 무릎에 무리가 덜 가게 된다. 다림질은 너무 세게 누르면서 하지 않아야 한다.

육아에서의 주의

◐ 아기를 안아서 올리기

우리 주거생활에서는 아기를 바닥에 누이게 되어 있다. 엄마의 침대에 누인다 해도 아기를 떨어지지 않게 하려고 안쪽에 누이게 되는 경우 아기를 들어올리기 위해서 허리에 무리한 힘이 주어지게 되어 있다.

여러 가지 일로 아기를 들어올리는 과정에서 산모는 바닥까지 몸을 낮추기 위해서 무릎과 힙 관절, 허리를 완전히 굽히고 쪼그려 앉아야 한다. 아기를 들고 불안정한 자세로 몸을 일으키려니 무릎과 천장관절, 허리 등에서 받는 힘이 매우 커지게 된다. 결과적으로 이 부위들에서 인대나 힘줄이 늘어날 가능성은 매우 높다.

이때에는 아기를 몸에 바싹 붙여서 일어나면 허리에 가는 부담을 줄일 수 있을 것이다. 그러나 바닥에서 생활하는 산모가 무릎에서 통증이 발생하는 것은 비교적 흔한 편이다. 아무런 방법을 사용해도 몸을 일으키기 위해서는 무릎이 많은 힘을 감당해야 하기 때문이다.

아기를 들어올리는 중 아기의 작은 체중조차도 산모의 상체 무게에 추가되면 더 부담이 되므로 아기를 들어올리는 일을 줄이거나, 다른 사람에게 부탁하는 방법을 생각해 볼 수 있다. 아기가 체중이 많이 나가거나, 산모가 무릎에서 통증이 느껴지면 더 주의해야 한다.

무릎에 문제가 있는 산모는 아기용 침대를 사용하는 것이 도움이 될 것이다. 아기용 침대를 따로 사용하게 되면 산모의 허리나 무릎, 손목에서 받는 무리는 더 많이 줄어들 수 있을 것이다.

◐ 아기 목욕시키기

아기를 목욕시키려면 먼저 목욕통으로 옮겨서 아기를 팔목 위에 얹거나, 통 속에 앉히고 머리를 손으로 받쳐야 한다. 이러한 자세로 씻기다 보면 손목에 지속적인 중력이 가해지므로 씻기고 난 후에는 머리를 받친 손목에서 통증이 느껴지기 시작한다. 허리를 숙이고 일을 해야 하므로 허리에도 무리가 많이 갈 수 있다.

그러므로 목욕시키기는 초기엔 도우미가 주로 하고 산모는 보조를 하는 정도가 좋을 것이다. 도우미가 없으면 저녁에 남편의 도움으로 씻길 수도 있다. 산모 혼자서 씻겨야 할 경우에는 짧은 시간 안에 씻기면 좀 더 안전할 것이다. 목욕통에 물을 약간만 받아서 아기를 바닥에 눕혀도 될 정도로 하면 머리를 받친 손이 바닥에 닿아도 되므로 손목에 힘이 덜 들어갈 수 있을 것이다. 이때는 약간의 물로 가볍게 씻기고, 아기를 일으켜 세우면서 헹군다.

◐ 아기 젖 먹이기

젖을 먹이려고 아기를 안을 때 한 손은 아기를 밑에서 받치고 한 손은 산모의 몸으로 아기를 밀착시키는 동작을 하게 된다. 이때 아기를 받치고 있는 손목과 아기를 몸에 밀착시키는 반대편의 손목 모두 인대에 무리가 올 수 있다.

팔이 아파서 점차 아기를 무릎 위로 내려놓고 등을 굽혀서 젖을 먹이게 되면 등의 척추뼈 사이의 인대가 늘어지는 힘을 받게 된다.

방바닥에서 앉아서 먹일 때는 등을 벽에 기댄 채로 한쪽 다리를 가부좌로 하고 한쪽 무릎은 세워서 아기를 받치려고 하는 경우가 흔한데, 이 경우 골반이 기울어진 자세를 오래 취하게 되어 천장관절의 늘어난 부위가 아프거나 회복이 지연될 수도 있을 것이다. 이 자세는 한쪽 허리의 근육에 무리가 와서 요통을 일으킬 수도 있다.

젖을 먹이는 중 손목의 부담을 줄이기 위해서는 먼저 산모가 자세를 최대한 편하게 잡은 후 아기에게 젖을 물린다. 무릎 위에 두툼하고 가벼운 쿠션을 올려놓고 아기의 어깨를 받친 손을 쿠션에 의지할 수 있으면 손목과 등에 무리가 덜 갈 수 있을 것이다.

의자에 앉아서 수유하는 경우에는 골반에 가는 부담도 적고 좋다. 이 경우에는 발밑에 베개 같은 것을 두고, 무릎 위에도 쿠션을 놓고 아기를 그 위에 놓듯이 안으면 더 부담 없는 자세로 젖을 먹일 수 있을 것이다.

젖을 먹인 후에 근육이 굳어진 듯 하고 아프면 아픈 근육을 펴주는 스트레칭 운동을 한다. 이러한 운동이 통증의 진행이나 재발의 가능성을 줄여줄 수 있다.

◐ 아기 안아주기

아기가 운다고 오래 안아주다 보면 머리를 받치는 손목과 아래쪽 몸을 받치는 손목 모두에 무리가 될 수 있다. 오랜 시간이 지나면 허리도 아플 수 있다. 그러므로 아기를 안아주는 시간을 줄이고 흔들 것을 더 자주 이용하는 것이 좋을 것이다.

◐ 아기 업어주기

아기를 업어주는 경우 아기가 미끄러지는 것을 막기 위해서 저절로 둔부가 뒤로 튀어나가게 된다. 그리고 몸을 세우기 위해서 할 수 없이 상체를 약간 뒤로 젖히게 되므로 결국 허리가 앞으로 내밀어지게 되어 요통이 생길 수 있다.

아기를 업어야 할 경우 아기가 아래로 처지지 않도록 양쪽 어깨에 메는 끈이 있는 포대기를 쓰거나, 알루미늄 기구를 사용하면 부담이 적을 것이다.

❀ 운동은 임신 시기부터 하는 게 좋다

현재 산후조리 기간이나 혹은 그 이후 운동의 중요성에 대한 인식이 점점 늘어나고 있다. 산후조리에 관한 대부분의 책들도 산모들의 운동의 이로운 점에 대해서 설명하고 있다. 그러나 만약 임신 전이나, 임신 기간 중에서부터 운동을 시작한다면 출산도 한결 쉽고, 회복도 보다 쉽게 될 것이다.

출산이 다가오면 체중이 많이 늘어나서 몸이 점점 더 힘들고 피곤해지게 된다. 또한 배가 앞으로 많이 돌출되어 활동이 불편해지고 걷기도 더 힘들어진다. 피곤하고 움직이기가 힘들어지니 산모는 결국 활동을 줄이게 된다. 쉬거나 잠자는 시간이 길어지면 체력도 떨어지고 피곤은 점점 더 심해질 수 있다.

근력과 근지구력이 약한 산모들은 분만을 할 때 고생을 많이 할 수 있다. 체력이 약한 산모는 쉽게 지치고 힘을 주지 못하여서 분만이 더 길어지게 된다. 임신부가 복부와 허리의 힘이 좋아서 중요한 순간에 힘을 잘 줄 수 있으면 진통의 기간도 짧아질 수 있다.

진통이 길어지면 분만의 부작용은 증가한다. 일단 산도에 진입한 태아는 적당한 속도로 빨리 나와야 한다. 그러나 분만이 지연되면 아기는 좁고 답답한 산도에서 오래 견디느라 많은 스트레스를 받고 힘들어지게 된다.

분만이 너무 지체되어 아기가 힘이 들면 분만이 끝나기 전에 태변을 보아서 양수가 변에 오염될 수 있다. 아기가 자신의 변이 묻은 양수를 들이마시면 폐렴에 걸리게 된다. 결국 태아를 위해서 제왕절개 수술을 해야 할 수도 있다.

이와 같이 임신부의 체력이 약하면 분만이 힘들게 이루어지고, 아기도 많은 곤란함을 겪을 수 있으므로 산모가 체력이 좋다는 것은 분만의 매우 유리한 조건이 된다.

임신 기간 중에 적당한 운동으로 체력을 잘 관리하면 여러 모로 좋을 것이다. 연구 결과에서도 임신 중에 적당한 운동을 하면 분만시간도 짧고, 수술의 가능성도 낮으며, 복부의 중앙부가 벌어지는 정도도 덜한 것으로 나왔다. 또한 임신 중에도 운동을 하면 피곤이 덜하니 활동적인 임신 기간을 보낼 수 있다. 그 결과 체력의 손실도 줄고 회복도 더 빠르게 된다. 강한 체력을 갖춘 사람은 산후에 피곤한 가운데 아기를 돌보다가 여기저기 손상될 가능성도 감소하기 때문이다. 이외에도 체중이 과다하게 증가하는 것을 막아주고, 임신 중에 생기는 요통 같은 증상도 감소시켜 준다.

임신 중에 적당한 운동이 엄마나 아기에게 위험하다는 연구 결과는 거의 없다. 다만 너무 격한 운동이나 너무 오랜 시간 동안 운동하는 것은 피해야 한다. 권고되는 범위 내에서 운동을 할 경우 부작용의 가능성은 매우 낮으니 안심해도 된다.

임신 중에 할 수 있는 운동으로는 걷기, 고정 자전거 타기, 수영, 조깅 등이 있다. 임신 초기에는 가벼운 조깅 등도 가능하다. 점차 배가 나오기 시작하면 조깅은 힘들고 가벼운 보행이나 수영을 할 수 있다.

임신부는 배에 과도한 힘이 들어가는 운동이나 무리한 운동은 삼가야 한다. 특히 임신 4개월 이후에는 누워서 하는 운동은 금기사항이다. 자궁이 무거워져서 복부의 대혈관을 눌러 혈압이 떨어지는 등 부작용이 생길 수 있기 때문이다.

조산의 위험이 있는 산모나 출혈이 있는 산모를 비롯해 자궁경관 무력증, 전치태반, 심장질환 등의 질환이 있는 산모는 임신 중에 운동을 하지 않는 것이 좋다. 당뇨나 고혈압이 있는 산모는 걷기와 같은 가벼운 활동을 평소보다 좀더 하는 정도로 한다.

8장

산후 비만에서 탈출하기

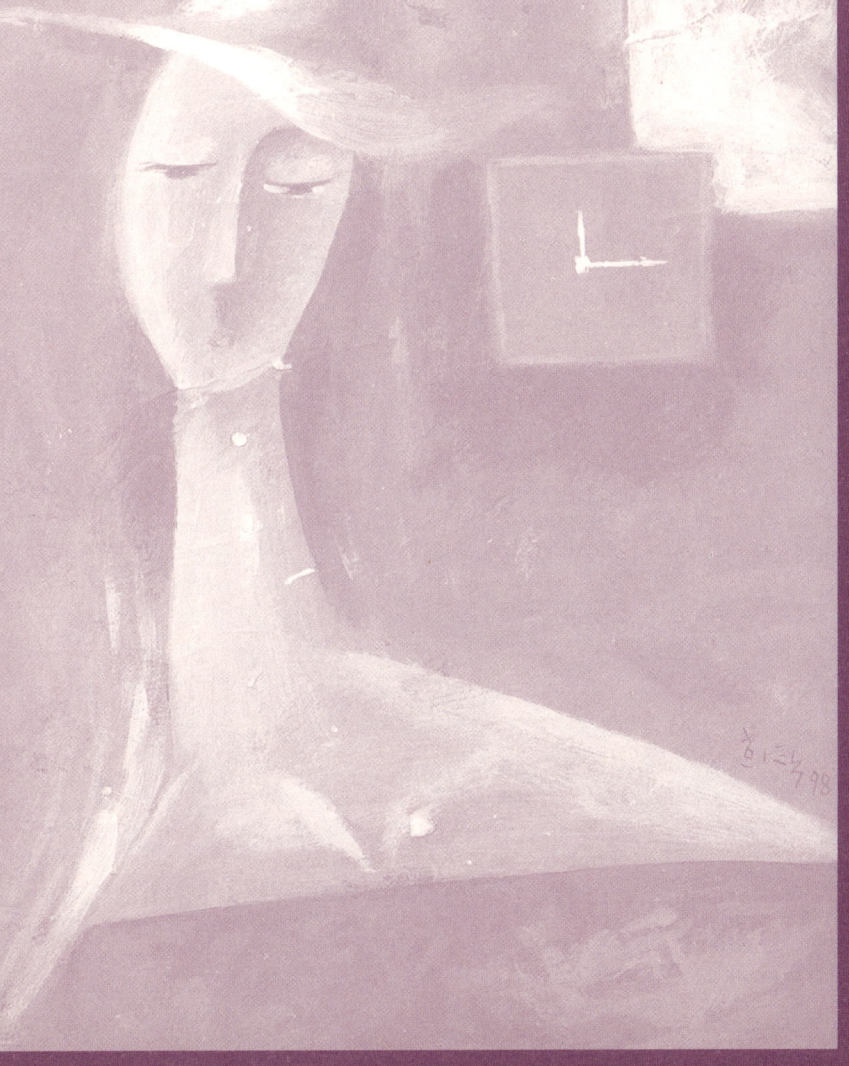

8장 산후 비만에서 탈출하기

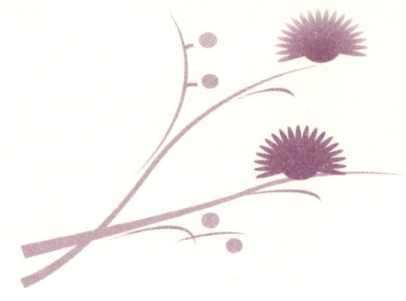

❋ 임신 중의 체중 증가는 적당해야 한다

임신 기간 동안은 산모가 칼슘과 철분을 적게 섭취하여 몸 안에 저장량이 적어도 태아는 아무 상관없이 자기의 필요량을 충분히 빼앗아 갈 수 있다. 그렇기 때문에 산모가 빈혈이 매우 심하지만 않으면 태아는 거의 영향을 받지 않는다.

그러나 그 외의 대부분의 영양소는 산모에게 부족하면 태아도 영향을 받을 수 있다. 임산부가 음식을 잘 먹지 못하면 신생아의 체중은 평균 10% 정도나 감소하지만 엄마의 체중은 3% 밖에 감소하지 않는다는 연구 결과가 있다.

이는 임신부의 영양 섭취가 좋지 않을 경우는 임신부가 스스로 살길을 찾느라 태아에게 영양분을 덜 보내게 된다는 것을 말한다. 곧 임신부가 영양 섭취가 적을 경우 태아도 영양 부족에 시달리게 된다는 것이다. 그러므로 태아가 엄마의 몸속에서 건강하게 자라기 위해서는 임신부가 적당한 영양을 섭취해야 한다.

임신 중에 충분한 영양을 섭취하다 보면 산모의 체중은 증가하게 되어 있다. 만삭까지 산모의 체중은 평균 12.5kg 정도 증가하게 된다. 이 중 태아 쪽에서 4.5~5.5kg 정도 증가하고, 나머지는 임신부의 수분, 혈액량이 증가하거나 지방이 증가(순수 체중 증가)한 결과이다.

임신 기간 동안 체중 증가는 적당한 선에서 일어나는 것이 좋다. 임신부가 영양을 너무 적게 섭취하면 태아가 영향을 받을 수 있고, 영양을 너무 많이 섭취하면 비만과 임신의 합병증에 시달릴 수 있기 때문이다.

태아에게 충분한 영양을 공급하려는 목적으로 임신부가 음식을 과다 섭취하는 것은 좋지 않다. 임신 기간 중에 초기 3개월은 더 많은 칼로리를 필요로 하지 않으므로 보통처럼 식사하면 된다. 임신 중반기 이후에는 하루 300kcal 정도 칼로리가 추가로 필요하기는 하지만 산모의 활동이 많이 줄어드는 경우는 이보다 덜 섭취해야 할 것이다. 임신 중에 활동이 적은 것도 체중 과다의 주 원인이 되기 때문이다.

따라서 적당한 체중 증가가 올 수 있는 적당한 칼로리의 음식을 여러 가지 영양소를 고려하여 골고루 섭취하는 것이 가장 좋다. 임신 중 체중 증가의 속도는 첫 3개월에 1kg, 4~6개월에 5~6kg, 7~10개월에 5~6kg 정도가 적당하다고 할 수 있다.

만약 산모가 임신 전부터 과체중이었다면 임신 중의 체중 증가는 이보다 더 적은 것이 좋다. 또한 임신 전에 저체중이었던 사람은 체중이 이보다 더 증가하는 것이 좋다고 알려져 있다. 분만 후 젖을 먹이는 기간에 체중이 감소하므로 최종 결과가 좋게 하기 위한 것이다.

출산 후 비만의 상당수는 임신 기간 중에 체중이 너무 많이 증가했기 때문으로 볼 수 있다. 임신 중에 체중이 15kg에서 20kg까지 증가했던 산모들이 산후에 자연 감량하여 임신 전의 체중으로 돌아가기는 매우 힘들다.

임신 중 과다한 체중 증가를 막으려면 적당한 칼로리에 다양한 영양소를 섭취하도록 노력해야 한다. 세 끼를 밥으로 먹고 반찬을 골고루 먹으면 필요한 영양소를 거의 다 섭취할 수 있다.

또한 임신 말기까지도 활동량을 어느 정도는 유지하는 것이 좋다. 태아에게 좋지 않을 것을 염려하여 너무 몸을 도사리기보다는 조금씩이라도 자주 움직여서 체중 증가 속도를 조절하는 것이 필요하다.

❀ 산후조리를 제대로 하면 된다

임신부들은 체지방이 늘어나서 아기와 양수와 자궁의 무게를 빼고도 순수하게 체중이 증가한다. 그리고 임신 기간 중에 늘어난 체중은 출산 후 6개월 이내에는 임신 전과 같이 돌아가는 것이 정상이다.

그러나 상당수의 엄마들이 분만 후에 원래의 체중으로 돌아가지 못하고 출산 이후에 비만증이 된다. 비만은 너무나 많은 건강상의 문제를 유발하기 때문에 이제는 더 이상 체질의 문제로 보지 않고 병의 일종으로 보고 있다.

임신 전에는 늘 날씬한 몸매를 자랑했고, 자신이 비만증 환자가 될 것이라는 것을 상상도 해본 적이 없는 여자들이 산후에 원치 않게도 비만환자가 된다는 것은 참으로 우울한 일이다. 한 생명을 탄생시키기 위해서 엄마들이 감당한 모든 수고와 고통 외에 추가로 지불해야 할 대가가 너무 크다.

산후 비만의 원인은 임신 중의 과다한 체중 증가 외에 출산 후 산후조리 과정에서도 찾아볼 수 있다. 산후조리를 할 때 산모들의 과도한 영양 섭취, 신체 활동의 감소, 모유를 먹이지 않는 습관 등은 산후 비만의 주된 원인으로 꼽힌다. 따라서 이러한 점을 고려하여 산후조리만 잘 해도 비만의 문제를 어느 정도 해결할 수 있을 것이다.

과도한 영양 섭취를 줄인다

식사를 할 때 다양한 반찬들과 함께 먹으면 밥의 섭취를 줄일 수 있고, 또 같이 섭취한 채소 등은 칼로리가 적으므로 체중 증가 효과가 적다. 그런데 우리나라의 산모들은 편식과 고칼로리 음식의 섭취를 심하게 하는 편이다.

다른 반찬은 거의 없이 순수한 쌀밥만을 미역국에 말아서 먹는 경우 밥 한 그릇을 가득 먹기는 비교적 쉽다. 국에만 말아먹으면 매우 빨리 먹기 때문에 한 그릇을 금방 다 먹고도 아직 포만감이 들지 않아서 더 많은 국과 밥을 먹어 치울 수 있게 된다. 과거에 우리나라가 가난해서 군것질할 게 거의 없던 시절에는 깊고 커다란 밥그릇에 수북이 떠서 다 먹었던 것을 생각해 보면 알 수 있다.

이런 식사는 아무리 많이 해도 몸의 기능이 건강하게 작동하기에는 여러 가지 영양소가 부족할 수밖에 없다. 이는 술을 많이 마시게 될 때 알코올이 '빈 칼로리'로 작용하여 건강이 나빠지는 경우와 흡사하다.

산모는 편식으로 인해서 영양소가 부족하게 되니까 속이 허전한 느낌이 자주 들게 된다. 그러면 필요한 영양소를 채우기 위해서라도 음식을 더 자주 찾고 더 많이 먹게 된다. 젖을 먹이는 산모는 아기에게 좋은 젖을 주려고 더 먹으려 노력한다. 결국 산모는 과다한 칼로리 섭취로 인해서 체중을 되돌릴 기회를 놓치고 비만 환자로 남게 되는 것이다.

이를 방지하기 위해서는 산모의 영양 섭취 방식을 수정해야 한다. 산모가 수유를 하는 경우에는 그 전에 비해서 하루 400kcal 정도만 더 섭취하면 된다. 이는 빵 한 개나 라면 2/3개 정도의 열량이다.

젖이 안 나와서 수유를 못하는 경우에는 수유를 하는 산모보다 하루 600kcal 적게 섭취해야 한다. 이는 밥 두 공기 정도에 해당한다. 젖을 먹이지 않는 산모는 그만큼 더 적게 먹어야 한다는 것이다. 임신과 출산 과정이 고단하고 힘들었다고 해서 많이만 섭취하려고 하는 것은 지혜롭지 못한 방법이다.

산모도 채소와 과일이든, 고기든, 딱딱한 음식(이가 불편하지 않다면)이든 무엇이든지 무리가 되지 않는 범위 내에서 골고루 섭취할 수 있어야 한다. 골고루 섭취하면 더 적게 먹어도 힘이 빠지거나 지치지 않는다. 힘들고 피곤하면 활동을 늘리고 체력을 증가시키려 노력해야지 보양식을 먹어서 몸을 회복하는 쪽에만 신경을 집중하는 것은 바람직한 방법이 아니다.

산후에 필요한 영양소들은 산모가 구태여 찾아 먹으려 노력하지 않아도 된다. 산모는 다양한 음식을 잘 먹으면 된다. 그 후에는 몸이 알아서 필요한 성분들을 적당히 이용할 수 있다. 인체는 이러한 일들을 스스로 알아서 할 만큼 충분히 자동적이고 완벽하다.

신체 활동을 늘린다

우리의 산모들은 산후에 발생하는 관절통에 대해서 산후조리 기간 중에 찬바람을 쐬었다거나 충분한 휴식이 없었기 때문으로 평가하는 경향이 있다. 그러므로 이런 부작용을 줄이기 위해서 산후에는 최대한 완벽하게 쉬고, 전통적으로 알려진 방법들을 철저히 지키려고 노력하게 된다. 그로 인해 산모들의 활동이 많이 줄어들게 된다. 많이 먹고 땀을 푹 내면서 쉬기만 하는 것이다.

그러나 과도한 신체 활동의 감소는 산모의 건강에 악영향을 끼칠 뿐만 아니라 비만의 고착이라는 예상치 못한 결과를 낳게 된다. 활동을 많이 줄인 결과 에너지 소모가 적어서 바람직한 속도로 체중 감소가 일어나지 않는 것이다.

산후의 비만은 분만 후 너무 휴식에 집착하다보니 활동이 심하게 줄어서 칼로리가 소모될 기회가 없는 것이 가장 큰 이유라고 볼 수 있다. 그러므로 너무 쉬려고만 하지 않는 것이 좋을 것이다.

체력 증강과 에너지 소모를 위해서 활동을 늘리고 활기찬 산후조리를 하는 것이 좋다. 활동 후에 피곤하면 중간 중간에 도우미나 배우자의 도움으로 잠시나마 깊은 수면을 취하는 것만으로도 충분하다. 그 후로는 다시 피곤해질 때까지 움직이는 것이 좋다.

가능한 한 모유를 먹인다

언제부터인가 아기들에게 분유를 먹이는 것이 매우 자연스러운 문화로 굳어졌다. 이는 아마 산업의 발달로 노동 인력이 더 필요해지면서 많은 여성들이 직업을 갖게 되었기 때문일 것이다. 또한 미적인 관점에서 모유 수유로 몸을 노출시키는 것에 대한 거리낌도 작용하는 것으로 보인다.

무엇보다도 엄마의 젖이 더 이상 아기의 성장에 필수적인 것이 아니라는 게 아마 가장 큰 이유가 되지 않을까 생각이 든다. 현대에는 산모가 젖이 잘 나오는가가 영아들에게 별 문제가 아닐 수 있다. 그러나 과거와 같이 아기들이 먹을 것이 부족하던 시대에는 산모가 젖이 안 나오면 아기에게 상당한 위협이 되었다. 이런 경우 아기들은 뜨물 같이 영양이 부족한 것으로 보충하기도 했다.

산모가 잘 먹든, 못 먹든 젖에는 아기가 자라기에 필요한 양질의 영양소가 기본적으로 함유되어 있다. 엄마가 가난하고 못 먹어도 아기는 웬만큼 영양을 섭취할 수가 있으니 아기에게는 이보다 더 고마운 일이 없다.

이 영양소는 어디서 나오는가? 바로 산모의 몸에 저장된 지방과 기타 영양소에서 오는 것이다. 임신부들의 체중이 증가하는 것은 분만 후에 아기에게 젖을 먹이기 위해서 미리 영양분을 저장한 것이라 볼 수 있다. 이는 종족의 유지를 위해서 조물주가 주신 가장 기본적인 생명 현상이라 할 수 있다.

그러므로 남는 영양분들을 제거하기 위해서라도 산모가 젖을 먹이는 것이 가장 바람직할 것이다. 원래 젖을 먹이는 경우 하루 필요한 추가 칼로리는 600kcal 정도 된다. 그러나 산모가 필요량을 전부 먹을 필요는 없다. 하루 200kcal 정도는 산모의 몸에 저장된 칼로리에서 보충하고, 400kcal 정도만 섭취해도 될 것으로 계산된다. 산모에게 금기음식을 줄여주어서 원하는 음식을 적당량 먹을 수 있다면 체중도 서서히 감소가 일어나게 된다.

많은 연구 결과 젖을 먹이는 산모의 체중은 젖을 먹이지 않는 산모보다 약간 더 감소하거나, 혹은 거의 차이가 없는 것으로 나온다. 즉, 젖을 먹여도 체중 감소의 효과가 별로 크지 않다는 말이 된다. 이는 아마 젖을 먹이는 산모들의 경우 아기에게 좋은 젖을 먹이기 위해서 음식의 섭취에 신경을 쓰고, 조금씩 더 먹기 때문일 것으로 추정된다. 산모들이 하루 필요량만큼만 추가로 먹을 수 있다면 더 건강하게 체중 감량에 성공할 수 있을 것이다.

❀ 산후 체중 조절 방법을 잘 선택해야 한다

임신 중에 증가한 체지방은 대략 분만 후 6개월 정도면 임신 전과 같은 상태로 돌아간다. 그러나 철저하게 재래식 관습을 따라서 산후조리를 한 경우는 칼로리 섭취량에 비해서 소모량이 적기 때문에 적당한 속도로 체중이 빠지기는 어렵다. 산후조리 과정에서 주의사항을 잘 지킨다고 해도 체중이 그리 빨리 감소하지는 않으니 산모들이 조바심을 태우게 된다.

산모들은 하루라도 빨리 체중을 정상으로 되돌리기 위해서 때로 무리한 방법을 택하기도 한다. 체중으로 고민하는 사람이 많으니 그만큼 살을 빼준다는 곳도 많다. 그러나 어떠한 광고든지 '살을 빨리 빼준다'는 광고만은 외면해야 한다. 빨리 뺀 것이 대부분 지방도 아닐 뿐더러 그 후에는 거의 100% 요요현상이 오기 때문이다.

살을 빼는 가장 좋은 방법은 현대 의학적으로 어느 정도 정립이 되어 있다. '다른 방법으로 감량한 것은 확인해 보니 이러저러한 문제가 있다. 그래서 이 방법이 역시 가장 좋은 방법이다' 라고 다 밝혀져 있다. 이 원칙은 과학적이고 합리적인 방법으로 밝혀낸 것이다. 이를 어기면 당장은 좋아 보이나 결국은 값비싼 수업료를 내고 원칙의 중요성을 다시 한 번 깨닫는 정도로 끝나게 된다. 원칙은 그만큼 중요한 것이다.

산모들이 체중을 빨리 되돌리려고 운동을 하자니 주위 사람들의 눈총과 잔소리로 방해를 많이 받는다. 그래도 뛰기나 에어로빅 같은 운동을 빨리 시작하는 산모가 있다. 좀 빨리 걷는 정도까지는 봐줄만 하지만 에어로빅은 곤란하다. 에어로빅은 거친 동작이 많아서 남들 하는 대로 따라하다가는 조만간에 산모의 관절이 여기저기서 비명을 지르게 된다.

운동을 마음껏 못하게 하니 무리하게 다이어트를 하거나 특수식품을 고가에 구입하는 산모도 있다. 그러나 이런 식품들은 대개 하루 한 끼나 두 끼를 다이어트식품으로 먹는 방식으로 하며 하루에 섭취하는 칼로리를 매우 줄이는 공통점을 가지고 있다.

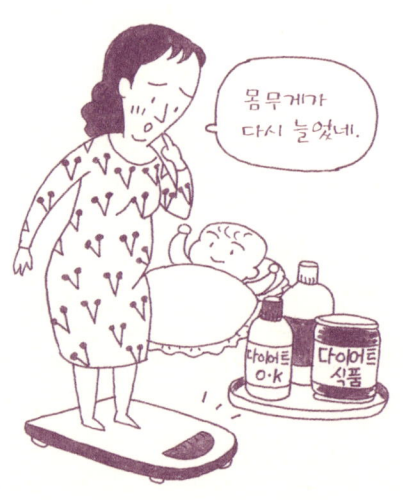

체중을 줄이려면 칼로리 섭취를 줄이고 운동을 많이 해야 하는데 다이어트식품을 섭취하면

서 운동을 많이 해야 한다고 권하면 소비자가 싫어할 가능성이 있다. 결국 다이어트식품들은 운동 없이도 살을 뺄 수 있어야 하므로 칼로리를 엄청나게 적게 먹게 하는 방법을 사용한다. 이 방법으로 살은 빠지지만 요요현상은 반드시 오게 되어 있다.

기타 다른 방법으로 체중 감량을 해준다고 하는 곳은 나름대로 여러 가지 치료 행위를 하지만 결국 칼로리 섭취를 줄이는 방법을 거치지 않을 수는 없다.

음식을 줄이는 방법에는 여러 가지가 있다. 음식을 조금씩 덜 먹기는 어려우나 아예 금식을 해 버리기는 좀더 쉽다. 그러므로 단식원 같은 곳에서 단식을 하면서 체중 감량을 하는 사람도 있다.

그보다 더 쉬운 것은 한 가지 음식만 먹게 하는 것이다. 예를 들어서 포도가 달고 맛있지만 매일 포도만 먹게 하면 2~3일 내로 곧 질리게 된다. 그런데도 계속 포도만 먹이려 하니 아예 포도도 먹기 싫어지고 그 후로는 모든 음식이 먹기 싫어지는 효과가 있다.

이런 식으로 하면 식욕억제도 잘 되고, 치료받으러 다니면서 체중이 잘 빠지므로 그곳의 효과인지 알지만 이도 결국은 적게 먹는 방법을 시도한 것일 뿐이다. 이는 사과를 먹든지, 고구마를 먹든지 같은 원리로 이용된다. 황제 다이어트법도 많은 부작용을 유발시켰으며 이를 처음 창안한 의사는 과체중과 고혈압, 동맥경화를 앓았다.

한 가지 음식만 먹는 방법은 언뜻 듣기에는 솔깃하지만 결코 시도하면 안 된다. 건강도 나빠지고, 나중에 요요현상을 겪게 되면 그 후로는 체중이 더 증가하며, 살을 다시 빼기는 점점 더 어려워진다.

❀ 살 빼기는 쉽지만 건강하게 빼기는 어렵다

스스로 식사량을 줄이고 운동을 하면서 살을 빼려는 사람에게 가장 중요한 걸림돌은 역시 식욕문제일 것이다. 운동을 어느 정도만 잘 조절해서 하면 식욕이 약간 감소하는 효과를 볼 수도 있다.

그러나 이런 효과를 이용해서 음식을 적게 섭취하기는 쉬운 일이 아니다. 대부분은 운동과 함께 식욕도 강해지므로 넘치는 식욕을 참아내지 못하여 많은 어려움을 겪는다.

참고 참다가 결국은 '내일부터 다시 열심히 해야지' 하는 식으로 한 번 두 번 포기하고 먹다보면 그나마 좀 빠졌던 체중이 제자리로 돌아오는 것은 흔한 일이다. 결국 이도 저도 다 포기하게 되는 것이다.

골칫거리인 식욕문제를 쉽게 해결할 수 있는 방법이 없는 것은 아니다. 최근 몇 년 동안 발달된 '식욕억제제'로 식욕을 조절할 수 있다. 일부 사람들은 '병원에서 약을 먹고 살을 뺐다' 는 말을 주고받을 때 '약이 얼마나 독하면 살을 모두 녹여서 뺄 수 있을까?' 하는 식으로 생각하기도 한다.

그러나 이는 식욕억제제를 잘 모르기 때문이다. 이 약은 변비가 오거나 잠이 잘 깨는 정도의 약간 불편함을 느끼게 할 뿐 해로운 효과는 거의 없다. 단순히 식욕을 좀 억제해주는 작용으로 체중을 원하는 수준까지 감량할 수 있다는 것은 매우 혁신적이다. 약 한 알만으로도 식욕이 잘 조절되어서 하루에 꼭 필요한 만큼의 식사를 할 수 있으니 이 약의 고마움은 겪어본 사람만이 알 수 있을 것이다.

아무리 이리저리 하여 보아도 식사조절이 도저히 안 되겠으면 운동만이라도 매우 많이 할 수는 있다. 이 경우 체중 감소는 잘 되는 편이지만 힘든 운동을 수년간 많이 하기는 힘들므로 결국은 게을러지는 때가 생긴다.

음식조절은 거의 없이 운동만 많이 하여 칼로리 밸런스를 맞추던 사람은 운동을 조금만 줄여도 다시 살이 찌기 시작한다. 또한 운동을 하다 보면 어느새 운동하던 사람들과 친해지게 되어 운동 후에 모임을 갖는 등으로 칼로리 섭취가 늘어서 지속적인 감량이 어렵다.

적게 먹고 많이 움직이면 체중은 빠지게 되어 있다. 그러나 식욕이 조절된다고 무턱대고 굶기만 하면 체중 감소는 잘 될지 모르지만 점점 힘이 없어지고 감량의 속도도 늦어진다. 이는 체지방만 감소한 게 아니라 근육량도 따라서 감소했으며, 필요한 최소량의 영양소가 모자라서 몸 상태가 나빠졌기 때문이다.

하루에 필요한 최소량의 탄수화물, 단백질의 섭취를 하지 않으면 이는 결국 근육의 소실을 일으켜서 근육이 헐렁해지고 허약과 피로를 불러온다.

근육이 줄면 기초대사량이 줄게 되므로 요요현상이 더 촉진된다. 근육은 인체에서 에너지를 가장 많이 소모하는 기관이다. 근육량이 많으면 활동하거나, 심지어 쉬는 시간에도 에너지를 더 소모시킬 수 있다. 그러나 근육량이 줄어 기초대사가 줄게 되면 적게 먹고 많이 움직여도 살이 잘 안 빠지는 경우가 발생한다. 이 경우 체중 감량을 중단하면 더 빠른 속도로 살이 찌기 시작한다.

또한 적게 먹는 중에 영양소를 고루 섭취하지 못하는 것도 피곤의 주원인이 된다.

근육의 소실과 영양소 결핍의 결과는 '휘젓는다' 거나 '지친다' 등으로 표현되는 부작용으로 나타난다. 두 가지 원인으로 몸이 피곤하고 의욕이 없게 되면 활동도 점차 줄게 된다. 그러면 살도 더 이상 잘 안 빠지게 되니 결국 실망하여 체중 감량을 그만 둔다.

그러나 원칙을 지키면서 체중 감량을 한 경우는 위와 같은 부작용을 최소한으로 줄이거나 거의 없앨 수 있다. 원칙에는 관심이 없고 짧은 시간 내에 얼마나 많이 살을 뺄 수 있는가만 관심을 기울이는 사람이 많아지면 이러한 수요에 부응하는 여러 형태의 편법적인 방법들이 발생하게 되어 있다.

나는 비만클리닉을 운영하면서 오랫동안 요요현상을 관찰해 보았다. 결론지어 말하면 살을 빼는 일이나 요요현상을 줄이는 일에 있어서 무엇보다도 중요한 것은 '가장 과학적이고 원칙에 충실한 처방' 만이 가장 안전하고, 오랫동안 만족스러움을 유지하게 해준다는 것이다.

❀ 산후 비만, 이렇게 하면 막을 수 있다

임신 중의 체중 조절 문제는 이미 앞에서 설명한 바 있지만 다시 정리하여 말하면, 임신 중에 체중이 너무 많이 증가하지 않아야 한다. 그러기 위해서는 지켜야 할 두 가지 기본 원칙이 있다. 즉 첫째, 적당히 먹고, 둘째, 많이 움직이라는 것이다.

임신 중에 체중의 과도한 증가를 막기 위해서는 식사량을 절제하는 것보다는 활동이 줄지 않기 위해서 노력하는 것이 더 바람직하다. 임신이 진행되면서 몸이 점점 무거워지는데 그렇다고 쉬려고만 하면 피곤이 더해지고 몸무게가 많이 증가할 수 있다.

또한 음식 섭취량도 너무 절제가 안 되면 곤란하다. 산모가 적당량의 칼로리를 섭취하기 위해서 노력한다고 해도 음식을 골고루 섭취하기만 하면 태아에 문제가 생기기는 힘들다.

일단 분만을 하고 나면 체중은 서서히 줄기 시작한다. 산후조리 중에도 비만의 고착을 막기 위해서 가장 중요한 것은 역시 산모의 활동이 너무 줄면 안 된다는 것이다. 너무 쉬고 누워만 있으면 에너지가 소모될 기회를 잃게 되어 체중의 적당한 감소를 막게 된다.

음식은 미역국만 먹는 등 한 가지만 섭취하여 영양소의 결핍을 유발하지 않는 것이 좋다. 골고루 음식을 먹으면 젖의 생성이나 산후 회복을 위해서 음식의 섭취량을 늘리려 특별히 노력하지 않아도 된다.

활동량은 빠른 속도로 임신 전과 같은 수준으로 회복하고, 칼로리 섭취는 임신 전에 먹던 양보다 밥 한 공기 정도만 더 먹으면 된다. 젖을 먹이지 않는 산모는 임신 전과 같은 양의 음식을 섭취한다.

만일 산후 6개월까지 체중 회복이 이루어지지 않으면 본격적으로 더 많은 양의 운동을 할 수 있다. 이때는 비만클리닉을 방문하여 도움을 받을 수도 있을 것이다. 과학적인 노하우를 잘 갖춘 비만클리닉은 효과적이고 건강한 체중 감량이 되도록 도와줄 수 있을 것이다.

아직 젖을 먹이는 경우는 아기의 성장에 장애가 될 가능성을 고려하여 식욕억제제는 피하거나, 혹은 후에 젖을 끊고 난 후 본격적으로 비만 관리 프로그램으로 들어가는 것도 좋을 것 같다.

현대와 같이 체중 감량이 비교적 쉬워진 시대에는 얼마큼 체중을 뺄

리 뺄 수 있는가가 그 병원의 실력은 아니다. 그보다는 빠진 체중을 요요현상 없이 얼마나 잘 유지할 수 있는가가 더 중요하다고 볼 수 있다.

적게 먹기는 힘들지만 식욕억제제의 도움을 받아서 성공적으로 시도해 볼 수 있다. 적게 먹되 필요한 최소량의 칼로리를 섭취하는 것이 좋다. 매 끼니를 모두 밥으로 먹되 상 위에 있는 각각의 반찬을 모두 골고루 집어먹기만 해도 영양소의 문제는 거의 해결된다.

하루 필요한 최소한의 음식은 체중마다 모두 다르나 대략 여성은 하루 1200kcal, 남자는 1500kcal 정도 된다고 볼 수 있다. 이 정도면 여성은 매 끼니마다 2/3공기의 밥과 약간의 간식을 먹는 정도이다.

운동을 하지 않고 식사만 줄이면 지방과 함께 근육이 같이 빠지는 일이 발생하므로 근육을 보호하고 지키기 위해서 운동을 해야 한다. 게을러서 운동을 하기 싫어하는 사람은 체중 감량에 결코 성공하지 못한다. 또한 약간이라도 감량한 것을 유지할 수 없어서 후에는 결과가 더 심각해진다.

운동은 전신의 큰 근육을 사용하는 것이 효과가 좋으므로 걷기, 빨리 걷기, 가볍게 뛰기, 고정 자전거 타기, 수영 등 무엇이든지 도움이 된다. 단, 견디기 좋은 정도의 운동을 오래 하는 것이 가장 중요하다.

운동 중에 숨이 차고 땀이 나면 심폐기능도 좋아지므로 일석이조의 효과를 볼 수 있다. 또한 근력 운동을 하여 근육량을 늘리면 기초대사량이 증가하여 요요현상을 줄이는 데 큰 도움이 된다.

9장

알아두면 좋은 산후 변화와 트러블 관리 요령

9장 알아두면 좋은 산후 변화와 트러블 관리 요령

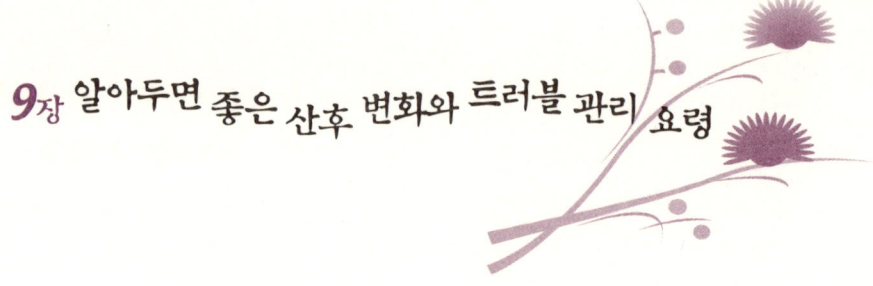

❀ 육아와 모유 수유

모유 수유가 왜 좋은가

모유에는 100여 종 이상의 다양한 성분들이 함유되어 있다. 우유와 성분이 같은 물질이라도 함량에 있어서 차이가 많이 난다. 또한 우유에는 없고 모유에만 있는 성분도 많다.

아기에게는 여러 가지 면에서 우유보다는 모유가 좋다. 특히 첫 2개월간은 모유를 먹이는 이득을 더 볼 수 있을 것이다. 이때에 영아의 장 점막은 아직 불완전해서 모유 이외의 음식으로부터는 알레르기를 일으킬 수 있는 단백질이 흡수되어 아토피를 일으킬 가능성이 있다.

무엇보다도 모유는 이러한 가능성을 방지할 수 있다. 뿐만 아니라 장 점막을 성숙시키고, 모유에 있는 항체를 통해서 알레르기의 발생을 억제할 수도 있다.

출산 후 처음 5일간 나오는 젖은 '초유'라 하고 그 후부터 나오는 젖은 '성숙유'라 한다. 초유는 카로틴 함량이 높아서 약간 노란색으로 보인다. 초유는 성숙유에 비해 당과 지방은 적은 반면 단백질과 무기질은 많이 함유하고 있다. 단백질 중의 상당량은 초유에 주로 존재하는 면역물질과 발육촉진인자, 호르몬 등 여러 가지 물질로서 신생아에게 꼭 필요한 것으로 인식되고 있다.

모유 속에는 우유와 달리 영아의 면역을 증가시키는 물질들이 많이 있다. 이들 중에는 면역글로불린, 라이소자임, 락토페린, 거대식세포 등 여러 가지 성분들이 있다. 이러한 물질이나 세포들은 아기의 장에서 대장균, 포도상구균, 장내 바이러스 등을 제거하는 기능을 가지고 있다.

오메가-3계 지방산인 EPA, DHA는 모유에만 있고 우유에는 없는 물질로서 성장기의 두뇌 발달을 돕는다. 모유는 콜레스테롤 함량도 높은데 이 역시 아기의 두뇌 발달을 촉진할 수 있다.

어떤 엄마들은 아기가 6~7개월 정도 되면 별다른 이유 없이 젖을 끊는 경우가 있다. 이유를 물어보니 이때는 젖이 묽어져서 커가는 아기에게 영양분이 모자랄 것 같다고 말한다. 그러나 이는 불필요한 걱정이다. 젖의 성분은 아기의 성장에 맞게 적당하게 조절되고 있다.

만약 다양한 음식을 섭취하는 엄마의 젖이 '물젖'이라면 풀만 먹는 소의 젖은 더 심할 것이다. 분유에는 아기의 성장 단계별로 여러 가지 영양을 첨가시켰다고 하므로 분유를 먹이고 싶은 마음이 더 강하게 들 수도 있다. 그러나 그보다는 엄마의 젖을 먹이면서 점차 다양한 이유식을 해서 먹이는 것이 훨씬 바람직하다.

모유의 질에 대해서는 그다지 걱정을 안 해도 된다. 모유의 성분 중

비타민과 지방의 함량은 엄마의 영양상태에 약간의 영향을 받을 수 있으나, 기타 성분은 모체의 영양상태와는 독립적으로 일정한 농도가 유지된다. 설혹 엄마가 오랫동안 식사를 잘 못해서 영양이 부족하다 할지라도 분유보다는 모유가 아기에게 훨씬 적합하다.

수유는 어떻게 해야 할까

모유가 좋다는 사실은 이제 웬만한 사람은 거의 다 알고 있다. 최근의 임신부들 중에서도 출산 후 반드시 모유를 먹이겠다고 말하는 사람들이 많아졌다.

그러나 막상 수유를 시작하려고 하면 그에 따르는 불편함이나 고생이 보통 심한 것이 아니다. 처음에는 젖이 불어서 아프기만 하고 수유가 잘 안 된다. 손이나 기계로 짜다 보니 손가락과 손목이 아프고, 유두도 아프다. 마음이 급한 아기는 젖이 빨리 나와 주지 않으니 울고 보챈다.

1998년 국민건강·영양 조사에 의하면 전국의 평균 모유수유비율은 15.3% 정도였으며, 모유와 분유를 함께 먹이는 경우는 35.2%이었다. 수유를 하지 않는 사람들은 처음에 좋은 마음으로 시작했다가 중간에 중단한 사람들이 대부분이었다.

우리나라 산모들이 모유를 수유하지 않는 이유를 조사한 결과 80~90% 이상이 '젖이 잘 안 나와서'라고 응답하였다. 즉, 대부분의 산모들이 처음에 수유를 시작하는 과정에서 겪는 여러 가지 어려움을 잘 극복하지 못하고 중간에 포기하고 만 것이다.

그러나 그런 어려움은 대부분의 산모들에게 나타나는 자연스런 현상이다. 젖 먹이기는 분만 직후부터 바로 원활해지는 것이 아니다. 처음 수유를 시작하는 과정에서 어느 정도 인내심이 있어야 한다.

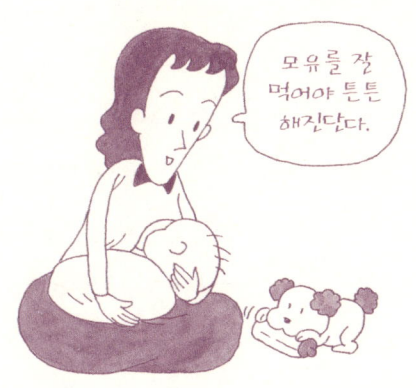

처음에 2~3일간 초유가 나올 때는 양도 매우 적다. 또한 유두에서 젖이 나오는 구멍이 적게 트여져서 잘 나오지도 않는다. 젖도 잘 안 나오고 아기가 빠는 동작도 미숙하니 수유가 힘들 수 있다. 한참 빨아도 배가 고프니 아기가 많이 보챌 수 있다.

그걸 보면서 엄마들은 아기가 영양이 모자라서 못 자라지나 않을까 하는 염려로 조바심을 태우다가 할 수 없이 분유를 조금씩 먹이기 시작한다. 아기는 점차 분유의 맛에 길들게 되고, 또 분유병을 빨기가 더 쉽다는 것을 알게 된다. 그렇게 되면 이제는 아기가 젖을 거부할 뿐 아니라 젖도 점점 줄어들게 되니 할 수 없이 분유만으로 먹이게 된다.

이렇게 되지 않으려면 처음에 모유량이 부족하고 수유가 힘들더라도 인내심을 가지고 노력해야 한다. 수유가 원활하게 이루어지려면 최소한 1주는 넘어야 하고, 3주 정도 지나면 거의 모든 문제가 해결된다. 그 전에는 힘든 점이 여러 가지가 있다. 초반의 어려움으로 아기가 며칠간 좀 부족하게 먹는 것은 어쩔 수 없는 과정이다.

이때 잠시 영양이 좀 부족해진다 해도 그로 인한 합병증이나 성장장애 같은 것은 일어나기 힘들다. 젖이 잘 나오기 시작하면 대부분 부족한 영양만큼 알아서 섭취해서 성장을 따라잡으니 너무 걱정 안 해도 될 것이다.

중요한 것은 젖의 분비를 자극하기 위해서 젖을 자주 물리는 것이다. 젖의 생성은 출산으로 인해 저절로 시작되지만 젖의 양이 늘어나는 것은 저절로 되는 것이 아니다. 아기가 젖을 자주 빨 때에 비로소 젖의 분비가 많아지기 시작하기 때문이다.

그러므로 아기가 젖을 잘 못 빨아도, 젖이 많이 불지 않았어도 가능하면 자주 젖을 물려야 한다. 그러면 엄마의 호르몬 기관들은 자극을 받아서 점점 더 젖을 많이 만들게 된다.

젖은 아기를 낳은 직후에 가능하면 30분 이내에 물리기 시작한다. 초기에는 2~3시간마다 자주 물린다. 또한 아기가 배고파하는 것 같으면 즉시 젖을 물린다. 분만 초기에는 아기가 4시간 이상 안 먹고 자면 일부러 깨워서라도 젖을 물린다.

젖을 물릴 기회를 많이 만들기 위해서 초기에는 아기에게 물도 빨리지 않도록 한다. 이와 같이 젖을 더 빨리, 더 자주 물리는 것은 젖의 분비를 늘리는 가장 좋은 방법이라고 할 수 있다.

젖을 짜 봐서 젖이 나오는 구멍이 두세 개 정도인 경우에는 구멍을 늘리는 방향으로 시도해 볼 수도 있다. 젖꼭지로 젖을 모아서 좀 세게 짜서 새로운 구멍을 두세 개 더 만들 수 있다면 젖이 나오는 속도도 빨라지고 아기도 힘이 덜 들게 된다.

젖을 자주 손으로 짜야 하는 경우 전자유축기를 구입해서 사용하면 훨씬 수월하다. 또 가능하면 한번에 한쪽씩 완전히 빨리거나, 짜내고 반대편으로 옮겨가면 젖의 생성은 더 활성화될 수 있다.

젖이 잘 분비되게 하기 위해서는 음식을 골고루 먹는 것은 기본이고, 매일 우유를 3잔 정도 마신다면 부족한 영양성분을 어느 정도 보충할 수 있을 것이다. 땀을 과도하게 내면 몸은 부어 있어도 체내에서는 수분이 모자라게 되어 젖의 생성이 힘들 수 있다. 육아과정에서 정신적·육체적으로 스트레스가 심해도 젖의 생성이 줄어들 수 있다.

불은 유방은 뜨거운 수건 등으로 찜질을 잘 해주면 부드러워지고 젖의 분비가 늘어나는 데 도움이 된다. 1주 이내에는 어려움이 많더라도 참고 견디며 수유를 좀더 시도해 보아야 한다. 그러나 계속해서 나아지지 않고 아기가 젖이 모자라서 힘들어하면 할 수 없이 부족한 양을 분유로 보충하여야 한다.

초유는 소량밖에 나오지 않으므로 약 5분 정도 젖을 빨리면 거의 다 나온다. 그러므로 한쪽에서는 5분 정도만 물리고 아기가 더 원하면 반대편으로 옮긴다. 더 나올 젖도 없는 상태에서 너무 오래 물려 두면 유두가 짓무를 수도 있기 때문이다. 유두가 붓고 너무 많이 아픈 경우에는 하루 정도 젖을 먹이지 않고 회복 시간을 두는 게 좋다. 아기가 젖꼭지를 계속 물고 있으려 고집할 때는 할 수 없이 노리개 젖꼭지의 사용을 고려해 보아야 한다.

도저히 젖을 먹일 수 없는 경우 가능하면 젖을 끊어지게 하는 호르몬제는 사용하지 않는 것이 좋다. 이 약물의 부작용이 때로 심각한 경우가 있어 최근에는 병원에서 처방을 꺼리게 되었다.

젖이 저절로 멎게 하려면 유방대나 탄력붕대로 가슴을 둘러서 묶는 방법이 있다. 젖이 불어서 많이 불편하면 얼음을 수건에 싸서 찜질을 하고 진통제를 복용할 수도 있다. 이 상태로도 젖이 불어서 너무 힘들면

붕대를 풀고 젖을 약간씩만 짜내어 통증을 가라앉혀도 된다.

이렇게 하여도 젖을 다 짜내는 것은 아니므로 젖의 생성은 계속 줄게 된다. 이 방법은 아기가 한 돌을 넘을 때까지 수유를 마치고 마지막에 젖을 끊을 때도 동일하게 사용한다.

젖을 빨릴 때는 젖꼭지의 검은 부분이 아기의 입 속에 다 들어가도록 깊이 물려주는 것이 좋다. 이렇게 하면 공기가 새지 않아 빠는 힘이 강해지고 젖꼭지도 덜 상한다고 한다. 아기가 젖꼭지를 제대로 물지 못하면 수유가 힘들어지므로 정확히 잘 물지 않은 경우에는 빼서 다시 물리도록 해야 한다.

앉아서 젖을 먹일 경우는 등에 쿠션을 받치는 방법을 생각해 본다. 자세를 오래 유지하면 등이나 어깨가 아플 수 있으므로 몸을 최대한 편하게 하고 아기를 엄마의 자세에 맞추어야 한다. 옆으로 누워서 먹이는 경우는 한쪽 젖만 많이 물지 않게 눕는 자세를 매번 바꾸어서 해야 할 것이다.

젖을 먹인 후에는 트림을 시켜주어야 한다. 젖을 삼킬 때는 공기가 같이 삼켜지므로 위 속은 젖과 공기로 차게 된다. 몸을 세우고 있는 상태에서는 공기가 위 속의 상부에 고이고, 트림을 하려고 시도하면 주로 공기만 나오게 된다. 그러나 누워있는 상태에서는 공기가 식도 쪽에 고이지 않고 중앙에 고이고, 답답하여 트림을 하면 젖이 올라오게 된다.

아기가 토한 젖은 입 안에 고이게 되고, 아기가 마음대로 옆으로 돌려서 뱉어낼 수 없으므로 문제가 된다. 아기가 숨이 차서 결국 숨을 들이쉬게 되면 토한 물질이 허파로 들어가서 질식하거나 폐렴이 생길 수 있다. 이는 매우 심각한 결과를 가져온다.

많은 양을 폐로 들이마신 경우 토물이 바로 기도를 막아서 숨을 못 쉬게 되니 생명에 위협마저 되는 것이다. 수유 직후에 트림을 시키면 이러한 위험을 예방할 수 있을 것이다.

만약 아기가 누운 상태에서 구토를 하였으면 아기를 발견한 즉시 몸을 엎드리게 뒤집어서 토사물이 바닥으로 쏟아지게 해 주어야 한다. 첫 숨을 들이키면 호흡기로 넘어가게 되니 늦어지지 않도록 해야 한다. 수유를 한 후에 아기를 방에 혼자 두고 엄마가 거실로 오래 다니면 아기 혼자서 토하는 일이 드물게 발생할 수 있다.

이를 차단하기 위해서는 엄마가 아기를 혼자 두어야 할 때는 잠시 엎드려 두는 것도 생각해 볼 수 있겠다. 이 경우 너무 푹신한 요에 엎드려 놓으면 이불이 기도를 막아서 숨을 못 쉬는 경우도 드물게 발생할 수 있다. 그러므로 주위에 이물이 없게 잘 정돈하고 너무 푹신하지 않은 요에 잠시 엎드려 놓으면 별 문제는 없을 것이다.

아기가 젖이나 분유를 먹는 과정에서 공기를 삼키지 않게 하려고 특정 자세를 고집하는 부모가 있는데 이는 별로 도움이 안 된다. 어떠한 자세로도 공기를 안 삼킬 수는 없기 때문이다. 또한 아기가 너무나 많은 양을 한꺼번에 먹는 경우도 토할 가능성이 증가하니 주의를 한다.

트림을 시키려고 아기의 배를 엄마의 어깨에 대고 세워서 쳐주면 배가 눌려서 토할 가능성이 더 높아진다. 그냥 아기의 몸을 세우고 기다리기만 해도 된다. 등을 몇 번 톡톡 쳐줄 수는 있으나 이로 인하여 트림에 많은 도움이 되는 것은 아니다.

모유 수유로 인한 산모의 건강 증진

수유시에는 뇌하수체에서 프롤락틴이라는 호르몬의 분비가 늘어난다. 이 호르몬은 배란을 중지시키는 작용이 있어 수유기간에 피임 효과가 있다.

그러나 이러한 기능을 너무 믿으면 때로 문제가 생길 수 있다. 젖을 먹여도 분만 후 3개월이 지나면 아무 때고 배란이 시작될 수 있기 때문이다. 처음 시작된 배란으로 임신이 되면 월경 없이 임신이 지속되므로 산모는 임신 사실을 알아차리지 못하고 몇 개월이 지나갈 수 있다.

이 기간에 커피를 마음껏 마셨거나 감기약을 먹는 등 부주의한 경우는 아기의 예상되는 문제에 대해서 매우 긴장하게 되는 결과가 초래된다. 그러므로 젖을 먹이는 수유부라도 분만 후 3개월부터는 아무 방법이든 임신을 막기 위한 방법을 쓰는 것이 좋다. 첫 월경이 나오면 그때부터 피임이 더 쉬워지고 다음 임신 여부도 더 잘 알 수 있게 될 것이다.

모유 수유가 유방암 발생을 감소시키는 것은 이미 밝혀진 사실이다. 최근 유방암의 발생률이 매우 증가하여 전체 여성암 중에서 최고로 올라선 것은 수유를 기피한 것과 무관하지 않다. 젖을 먹이는 기간이 길수록, 젖을 먹여 키운 자녀의 수가 많을수록 유방암의 발생률은 더 떨어진다. 수유는 아기에게 유익할 뿐 아니라 엄마의 건강을 오래도록 지키기 위해서도 매우 유익한 행위라고 할 수 있다.

젖을 먹이면 엄마의 몸에 저장된 칼슘 중에서 일부가 소실된다. 그러나 연구 결과 젖을 오래 먹인 사람이나, 적게 먹인 사람이나 후에 골질량의 차이가 없는 것으로 알려졌다. 이는 수유로 인해 산모의 몸에서 일시적으로 칼슘의 소실이 있기는 하지만 후에 모두 회복된다는 것을 의미한다. 또한 아이를 많이 낳고, 젖을 오래 먹인 사람이라도 후에 골다공증으로 고생할 가능성은 없다는 것이다.

모유 수유를 할 수 없는 경우

산모가 모유 수유를 할 수 없는 경우는 다음과 같다.

① 엄마가 전염병에 걸려서 수유를 통해서 아기에게 전염이 가능할 때(B형 간염은 무관)
② 엄마가 산후 산도의 감염이 심할 때
③ 엄마의 체력이 극도로 쇠약해서 수유를 견디기 힘들 때
④ 엄마가 우울증이 심하거나 간질 등의 정신질환이 있을 때
⑤ 엄마의 젖이 염증으로 부어오르고 아플 때
⑥ 엄마가 병에 걸려서 복용하는 약이 아기의 건강에 영향을 미칠 경우
⑦ 아기의 입이 언청이 등의 기형으로 젖을 빨 수 없을 때
⑧ 아기가 심한 미숙아인 경우

❀ 산후 우울증의 극복

출산 직후에 많은 산모들은 산후 우울증을 경험하게 된다. 그러나 대부분의 산모들은 얼마 지나지 않아 우울증세에서 벗어나 일상으로 잘

적응하게 된다. 잠깐 있던 우울증세는 대부분 2~3일 내에 나아지는 편이다. 그러나 심한 경우 극복하지 못하고 시간이 지나도 계속해서 우울증에 시달리는 사람들도 있다.

출산 직후 산모들의 몸 안에서는 호르몬의 변화가 극심하게 일어난다. 이러한 변화들이 산후에 산모들의 정서를 불안정하게 하는 원인으로 분석되고 있다.

환경적으로도 여러 가지가 우울한 증세를 일으키는 데 기여한다. 분만 후의 피로와 온몸이 아픈 증상 등 온갖 불편함들이 산모를 힘들게 한다. 앞으로 아기를 어떻게 키워야 할까 하는 불안감도 산모에게 커다란 부담감을 준다. 아기를 낳은 후 변화된 몸매와 아기를 키우는 중에 포기해야 할 삶의 즐거움 등을 생각하면 저절로 우울해지기도 한다. 여성으로서의 성적 매력을 잃는다는 생각도 극복이 잘 안 된다.

수면장애도 우울감을 더 부추긴다고 할 수 있다. 샤워를 하려고 하는데 아이가 울어버릴 수도 있다. 뭐 좀 먹으려하면 아이가 시도 때도 없이 기저귀를 갈아달라고 울어댄다. 어떤 때는 소변, 대변을 볼 시간도 없다. 아기가 도무지 잠잘 시간도 주지 않으려 한다. 이러한 여러 가지 변화와 마음의 부담감들이 산모를 우울하게 만드는 데 기여한다.

우울한 산모는 마음이 침체되고 눈물이 나기도 한다. 까닭 모를 불안감을 가지거나, 여러 가지 좋지 않은 상황을 상상하고 불안해한다. 혹시 누군가가 아기를 해하지 않을까 두렵기도 하다. 가슴이 답답하고, 한숨이 쉬어진다.

매사가 귀찮고, 어떤 일도 별로 즐겁지 않고, 의욕도 잃고, 힘이 없어진다. 눈물이 나고, 식욕이 없으며, 밤에 잠을 이루지 못하기도 한다. 심한 경우는 멍하니 있기도 하고 아무 일도 못하게 된다. 주위 사람한테 원망이 많아지고, 이상한 행동을 많이 보이니 남편과 싸움이 잦아지기도 한다.

사람마다 심한 정도에 차이가 있으나 반수 이상이, 혹은 대부분의 산모가 위의 증상 중에서 최소한 한두 가지씩은 경험하게 된다.

산후 우울증은 평소 성격이 내성적이거나 비관적인 사람에게만 발생하는 것은 아니다. 그러므로 본인에게 문제가 있어서 그러한 증세들이 생겼다는 죄책감 같은 것을 가질 필요는 없다.

우울증으로 인해 산모의 행동에 변화가 생길 수도 있다. 그런데 우울증은 눈으로 금방 알아볼 수 있는 게 아니다. 산모의 변화나 이상한 행동에 그저 식구들은 "저 사람이 왜 저러지?" "원래 성격이 저랬나?" 하면서 산모의 행동에 의구심을 갖게 된다. 그러면서도 식구들은 산모에게 우울증이 일어나고 있다는 것은 미처 깨닫지 못할 수가 있다.

우울증세가 심한 본격적인 산후 우울증도 10~20% 정도에서 나타날 수 있다. 이 경우는 우울증이 좀더 늦게 나타나서 1년까지 지속되기도 한다. 이런 경우 남편이나 아기가 받는 부담이 크고 가정적으로 문제가 많이 발생하게 되므로 정신과를 방문하여 치료를 받는 것이 좋을 것이다. 정신병적으로 심한 우울증은 0.1% 정도로 매우 드문 편이다.

산후에 발생하는 우울한 기분이나 우울증을 잘 극복하기 위해서 산모는 먼저 자신의 증상의 근원에 대해서 잘 파악하고 있는 것이 중요하다. 우울한 증세가 오면 주위 사람들과 자주 대화를 하면서 힘을 내는 것이 좋다. 또한 약간의 우울함은 산후에 올 수 있는 일반적인 과정이라고 생각하고 시간이 지나면 나아질 거라는 낙천적인 사고를 하는 것이 좋다.

평소에 낙천적이고 좋은 성격을 가지고 있던 사람은 어려움을 더 잘 극복할 수 있을 것이다.

주위 사람들의 관심과 이해도 필요하다. 산모가 얼굴이 슬퍼 보이고, 힘이 없어 보이며, 때론 엉뚱한 말을 하여도 이상하게 생각하지 말고 잘 위로하고 북돋워주어야 한다. 몸이 피곤하면 증세가 더 악화될 수 있으므로 산모가 더 쉴 수 있도록 배려해 준다. 산모와의 다정한 대화나, 유머, 선물 등도 힘이 될 수 있을 것이다. 혹 그런 상황에서 "너만 아기를 낳은 것처럼 웬 유세냐"라든가 "아기 낳더니 성격 이상해졌네" 하는 말을 하는 것은 증세를 더 악화시킬 수 있다.

증상이 심한 경우는 정신과를 방문하여 상담이나 약물의 사용으로 증세의 악화를 막는 것이 바람직하다. 치료를 기피하고 오래 견디다 보면 산모의 생활이 많이 피폐해지고 육아에도 상당한 지장을 받을 수 있다. 산모가 슬프거나 아프거나 고통을 당하면 아기도 그만큼 힘들어지기 때문이다.

❀ 치아 관리

임신 기간에는 치아와 잇몸의 질환이 잘 생긴다. 그 원인으로는 임신 기간 중 호르몬의 변화와 구강 내 세균의 증식이 주로 관여하기 때문이라고 한다.

임신 기간 중에 증가하는 호르몬들은 입 속의 세균이 더 잘 자라게 하고, 염증도 잘 생기게 하는 경향이 있다. 입덧을 하는 산모들은 단것을 더 찾게 된다. 반면에 몸도 힘들고 울렁거림이 심하니 양치질을 등한히 하게 된다. 오랫동안 치아 관리가 잘 안 된 결과 입 속에는 세균의 증식이 심하여 드디어 문제가 생기는 것이다.

임신 중에 잇몸에 염증이 생기면 잇몸이 부어오르고, 아프고, 입 냄새도 나고, 칫솔질을 할 때마다 피가 날 수도 있다. 이런 증세는 어금니 주위에서 더 심하다고 한다. 잇몸의 염증(치은염)은 임신 초기에 시작하여 증상이 심하지 않은 경우에는 분만 후에 자연히 낫기도 한다.

임신 중의 치아와 잇몸의 문제를 예방하기 위해서는 임신 전부터 치아를 잘 관리하는 것이 중요하다. 임신 전에는 미리 충치를 치료하고, 스케일링을 받아서 질환의 가능성을 원천적으로 감소시키는 것이 좋을 것이다.

임신 중에 입덧으로 인해서 구토를 한 경우에는 미지근한 물로 여러 번 입을 헹구어 산에 의한 치아의 손상을 줄일 수 있다. 음식을 자주 먹는 경우에도 가능하면 매번 칫솔질을 하는 것이 가장 좋은 방법이다.

임신 중에 치아와 잇몸에 문제가 생긴 경우에는 치과를 방문하여 필요한 조언을 듣는다. 임신 첫 3개월 내에 증세가 생긴 경우는 가벼운 응급처치를 받게 된다. 이때는 임신의 유지에 문제가 될 가능성을 고려하기 때문에 완전한 치료는 연기하고 향후 주의사항에 더 치중하게 된다.

본격적인 치료는 임신 3개월을 넘어서고 배가 어느 정도 많이 나오기 전인 6~7개월 이전에 주로 받게 된다. 증세가 경미했거나 치료를 지연시킨 경우에는 분만 후 빠른 시간 안에 치과를 방문하여 치료를 받는 것이 좋다.

임신 중에 생긴 문제를 막연히 치과가 무섭다는 편견으로 방치하면 후에 치아의 손상이 심해진다. 그렇게 되면 치료가 광범하게 이루어지고 비용이 엄청나게 증가할 수 있다.

과거에는 치은염이 있는 산모가 제대로 치료를 받지 못하고 있다가 이가 여러 개씩 빠져버리는 일이 자주 있었다. 이러한 부작용을 줄이기 위해서 전통적으로 산모들에게 딱딱한 것을 먹지 못하게 한 것 같다.

그러나 산모에게 음식을 제한하는 것은 좋지 않다. 잇몸의 문제로 영양 섭취에 불균형이 발생하면 산모의 건강과 수유에 여러 가지 좋지 못한 영향을 미치기 때문이다. 치아에 문제가 없는 사람은 웬만한 음식은 가리지 않고 먹는 것이 좋다. 문제가 생긴 경우는 치과적인 상담과 치료로 곧 회복시킬 수 있다. 빨리 치료받지 못하는 경우는 잘게 자르거나 갈아서 먹으면 될 것이다.

사람들은 임신 중에 치아에 있는 칼슘이 빠져나가서 분만 후에 이가 망가진다고 믿는 경향이 있다. 그러나 칼슘은 치아보다는 잇몸의 뼈에서 주로 빠져나가고, 치아 손상의 원인과는 무관하다. 이는 결국 임신 중의 치아 손상은 예방할 수 있다는 사실을 의미한다.

❀ 젖몸살

젖이 붇기 시작하고, 분만 2~3일 정도 지난 후에는 잠시 온몸에 열이 날 수 있다. 이는 젖이 불어남으로 인해 유방의 혈관들이 울혈되면서 생기는 현상이다.

이 열은 10명 중에 한두 명 정도에서만 나며, 한번 나기 시작하면 하루 이상은 가지 않는다. 높이 올라갈 때는 39도까지도 올라갈 수 있다. 이 기준을 초과하는 열에 대해서는 의사와 상의해야 한다. 산부인과 의사들은 산도의 감염으로 인해 생기는 열을 구분해내기 위하여 진찰을 하고 평가를 한다.

젖몸살 증상이 생기면 젖을 자주 마사지하고 짜내는 것이 제일 도움이 된다. 불편감이 심하면 얼음을 수건에 싸서 찜질할 수도 있다.

❀ 오로 관리

분만 후에는 거의 4주 가까이 계속해서 질 분비물이 많이 나오는데 이를 '오로'라고 한다. 오로는 자궁 내에서 태반이 떨어진 자리에서 새로운 점막이 생기기 전까지 나오는 '진물' 같은 것이라고 보면 될 것이다. 처음 3~4일간은 처리하기 귀찮을 정도로 양이 매우 많고 색은 거의 붉은색이다. 이후에는 오로의 색깔이 점차 묽어지게 되고 양도 서서히 줄게 된다. 분만 후 10일이 지나면 희거나 약간 노란색의 분비물이 나오면서 더 많이 감소한다.

오로의 상태를 보면 임신으로 인한 몇 가지 합병증을 감지할 수 있다. 태반이 떨어진 부위가 빨리 퇴축이 안 오거나, 분만 중에 태반의 일부가 자궁 속에 남아있는 경우 붉은색의 오로가 2주 이상 지속되거나 응혈이 나올 수 있는데 이때는 병원을 방문해야 한다. 산도에 염증이 생기면 붉은색의 오로가 지속되거나 역한 냄새가 날 수 있다.

❀ 산후통

아기를 분만하고 난 후의 자궁은 아직은 크고 물렁물렁한 상태이다. 이 자궁이 향후 6주 동안 계속 수축하면서 작아져서 원래의 크기로 돌아가게 된다.

아기를 처음 낳은 초산부는 자궁이 지속적으로 수축하고 있으므로 통증이 덜할 수 있다. 그러나 아기를 두 번 이상 낳은 경산부의 경우는 좀 다르다. 이때는 자궁의 수축이 규칙적으로 강하게 일어나서 때때로 통증이 심할 수 있다. 이를 '산후통'이라 한다. 젖을 먹일 때는 옥시토신이라는 호르몬의 분비로 인해 이 수축을 특히 더 느낄 수 있다.

이러한 자궁의 수축은 회복을 위해서 꼭 필요한 과정이다. 통증을 느낄 때마다 잘 수축해 주는 자궁에 감사하는 마음을 가지면 통증이 조금이라도 덜 괴롭지 않을까 생각된다.

통증의 강도는 분만 후 3일이 지나면 많이 가벼워지므로 너무 불안해하지 않아도 된다.

❀ 회음부 관리

산모의 산도는 아기를 분만하느라 손상되고, 산도의 입구는 아기의 머리가 나올 즈음에 절개하게 된다. 아기를 분만한 후 절개한 부위를 다시 꿰매야 하므로 분만 후에는 이곳의 통증이 심하다.

분만 후 몇 시간 동안 통증이 심하면 냉찜질을 하여 부기나 통증을 덜하게 할 수 있다. 그러나 우리나라 산모들에게 이런 방법을 제시해 주면 기겁을 할지도 모른다. 산후에 냉기에 노출되면 산후풍이 생긴다고 철석같이 믿고 있으니, 회음부에 얼음을 대라고 하면 큰 병을 불러올 거라고 생각할 것이다.

그러나 통증 부위에 얼음을 대는 것은 산후풍과 아무 상관이 없다. 또한 냉찜질은 진통 효과가 매우 좋다. 운동 중에 다친 사람에게 곧바로 차가운 스프레이 파스를 뿌려주면 진통 효과가 크다. 다친 첫날은 통증도 심하고, 부기도 점차 더해지는데 냉찜질은 이러한 급성 염증반응들을 가라앉힐 수 있다.

편도선 수술 후에 통증이 심하여 며칠 동안 아무 음식도 못 먹고 아이스크림만 먹는 사람도 있다. 차가운 음식이 먹는 순간만은 목의 통증을 가라앉혀주기 때문이다.

분만 하루가 지난 후에는 더 이상 냉찜질은 하지 않는다. 이후로는 회복을 위해서 혈액순환이 좋아야 하는데 뜨거운 찜질은 조직의 회복을 촉진하는 것으로 알려져 있다. 그래서 산모도 분만 후 24시간이 지나면 따뜻한 물로 좌욕을 하게 된다.

이때 상처의 감염을 막기 위해서 회음부를 씻을 때는 앞쪽에서 뒤쪽으로 닦도록 한다. 변을 본 후나 상처를 접촉한 경우는 연한 소독액으로 외음부를 깨끗이 닦고 패드를 차는 것이 좋다. 병원에서 소독액을 권하지 않는 경우에는 따뜻한 물로 좌욕만 해도 된다.

❁ 감염성 질환의 예방

어느 나라든지 산모에게 마음껏 외출을 허락하는 나라는 거의 없다. 산모가 사람이 많은 곳을 다니면서 이 물건 저 물건 만지고 다니는 경우 손에 바이러스나 세균을 묻혀서 들어올 수 있다. 산모가 묻혀온 균들을 아기에게 옮기면 아기는 가벼운 세균에도 심각한 감염을 앓게 되고 생명에 위협을 받을 수 있다.

산모가 외출 후 손을 잘 씻어도 이 위험은 많이 감소하지 않는다. 산모가 외출 중에 이미 손을 통해서 자신의 몸속에 균을 감염시킨 후에 들어오면 후에 질병에 걸리게 되고, 그 후에 다시 아기에게 퍼지는 결과를 초래할 수도 있기 때문이다.

그러므로 산모는 최소한 분만 후 3개월 정도까지는 외출을 최대한 줄이는 것이 좋을 것이다. 외출을 하는 경우는 손으로 입이나 코를 만지지 말고, 씻지 않은 손으로 음식을 집어먹지 않으며, 외출 후에는 바로 손과 얼굴을 씻고 아기에게 가는 식으로 하면 안전할 것이다. 집 안에 있는 경우에도 외부에서 들어온 돈이나 물건 등을 만진 후에는 역시 손을 비누로 씻도록 한다.

첫째아이가 있는 가정은 그 아이가 밖에서 균을 옮겨와서 아기에게 옮겨주는 예가 가장 흔하다. 아기들이 걸리는 감기나 장염은 주로 큰아이의 손과 코를 통해서 옮아오는 균 때문인 경우가 대부분이다.

이런 전염을 막기는 사실상 매우 힘들다. 그렇다 할지라도 첫째아이의 콧물을 닦아준 손으로 아기를 만지는 등의 행동은 삼가야 한다. 콧물이 많은 첫째아이가 작은아이와 마음껏 접촉하고 노는 것을 주의시키는 게 좋을 것이다.

아빠는 밖에 나갔다 온 후 반드시 손과 얼굴의 균을 모두 씻어낸 후 아기에게 가야 한다. 감기에 걸린 사람은 기침을 하면서 손을 얼굴에 가져갔거나 코를 푼 경우엔 반드시 손을 씻어야 한다.

❀ 산후 탈모 관리

아기를 낳고 한 달 정도 지나면 갑자기 머리카락이 많이 빠진다는 것을 느낄 수 있다. 이 현상은 분만 후 4개월 정도까지 지속되다가 6개월을 넘어서면서 서서히 회복된다.

원인은 임신 중의 호르몬 변화 때문이라고 할 수 있다. 에스트로겐과 안드로겐 등의 호르몬으로 인해서 임신 중에는 빠져야 할 머리카락들이 덜 빠지고 유지된다. 이 효과로 인해서 임신 중에는 온몸에서 털이 좀더 증가하고, 특히 얼굴에는 더 많아진다.

분만으로 인해서 호르몬의 작용이 중단되고, 한 달 정도 지나면 드디어 버티던 머리카락과 음모가 갑자기 많이 빠지기 시작한다. 이는 원래 빠져야 할 것들이 몰아서 한꺼번에 빠지는 것뿐이므로 너무 걱정하지 않아도 된다. 산후 탈모로 인해서 머리숱이 전보다 더 줄어들지는 않을 것이다.

산후에는 머리카락이 잘 빠질 수 있으니 빗질을 조심해서 하라는 사람도 있다. 그러나 이는 소용없는 방법이다. 빗질을 세게 하면 어차피 빠질 며칠분의 머리카락이 미리 빠지는 것뿐이다. 빗질을 세게 하면 머리카락이 좀더 많이 빠지므로 이후 며칠간은 덜 빠진다. 빗질을 살살해도 빠져나갈 양은 어차피 빠져나가므로 한 달간 총 빠지는 머리카락 숫자는 같다고 할 수 있다.

그러므로 걱정하지 말고 샴푸로 상쾌하게 머리 감고, 가려운 머리는 박박 긁어도 된다. 단, 손톱이 긴 상태로 두피를 자극하면 손상을 받을 수 있다. 손톱이 짧은 상태에서는 머리 감을 때 두피를 시원할 정도로 좀 문질러 주어도 별 문제가 없으며 오히려 마사지 효과를 볼 수 있다.

❀ 변비와 치질

치질이란 것은 혈관이 곧바로 뻗지 않고 약한 곳으로 주머니처럼 울룩불룩 튀어나온 것이다. 변을 보려고 힘을 과다하게 주면 혈관이 부풀어서 치질이 생기게 된다.

이 불거진 혈관이 항문 안쪽 깊은 곳에서 생기면 밖에서 느낄 수 없다. 초기에는 별 느낌 없이 변을 본 후에 종이에 피가 좀 묻어 나오는 정도일 뿐이다. 만약 이 부풀은 혈관 속에서 혈액이 굳어버리면 통증이 생길 수 있다.

변을 보려고 힘을 계속 주면 부풀은 혈관도 점점 더 심하게 튀어나오므로 치질이 계속해서 악화된다. 혈관이 많이 부풀면 드디어 길게 늘어지면서 항문 밖으로 튀어나오고 손으로 만질 수 있게 된다. 이것을 '내치핵'이라 한다.

내치핵에 비해서 항문의 바깥에서 생기는 외치핵은 초기에 증상이 감지된다. 이곳은 감각이 예민하기 때문에 생기자마자 가렵거나, 약간씩 아픈 등의 불편한 느낌이 생긴다. 손으로 만져보면 풍선처럼 동그랗고 불룩한 것이 항문 옆에 만져지며, 누르면 잠시 쪼그라들었다가 다시 부풀어진다. 혈관이기 때문이다.

임신부와 산모를 제외한 대부분의 사람들에게 있어서 치질이 발생하는 주 원인은 변비이다.

변이 굳어서 배출이 잘 안 되니 할 수 없이 힘을 주게 된다. 성질을 내면서 소리 높여서 말하는 사람

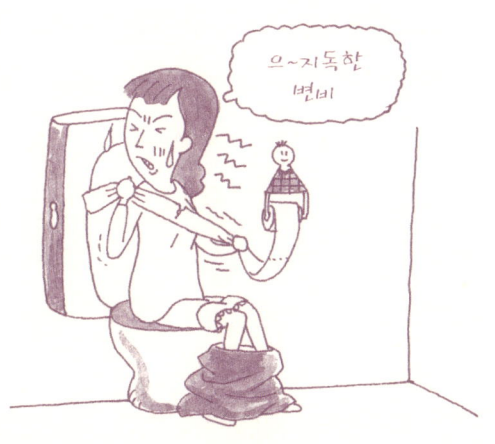

들은 때로 목의 혈관이 돌출되어 보인다. 이와 같이 변을 보려고 아래에 힘을 주면 항문의 혈관이 부푸는 것이다. 그러므로 변비를 치료하면 치질의 발생이나 악화를 막을 수 있다.

그런데 변비가 없는 사람에게서도 치질이 생길 수 있다. 설혹 묽은 변이라 할지라도 변이 오랫동안 소량씩 계속 나오면 급한 마음에 빨리 볼 일을 보려고 힘을 과다하게 주게 된다. 그러므로 변을 너무 재촉하는 것은 좋지 않다.

임신 중에는 자궁이 복부의 큰 정맥을 눌러서 다리로 내려간 피가 심장까지 올라가기 힘들다. 그러면 자궁 아래 부위의 혈액들이 갈 곳이 없어 이리저리 몰리고, 혈관의 압력도 증가한다. 결국 항문 근처의 혈관도 부풀게 되어 치질이 된다. 분만 중에는 최대한의 강도로, 최대로 길게

아래쪽으로 힘을 주다 보니 치질은 잠시 더 악화될 수 있다.

치질이 생기지 않게 하려면 제일 먼저 변비 예방에 신경을 써야 한다. 임신 중의 변비는 섬유질의 섭취 부족과 관계가 있다는 것이 어느 정도 밝혀졌다. 그러므로 임신 중에는 입덧이나 식욕의 변화로 힘들더라도 섬유질의 섭취를 늘리도록 하는 게 좋다. 음식을 통한 섬유질의 섭취가 여의치 않은 경우 섬유질만 모아놓은 건강식품이 여러 가지 있으므로 구입하여 이용하면 좋을 것이다.

보존제를 전혀 섞지 않고 순수하게 섬유질만으로 만들어진 것은 임신 초기에 복용해도 안전하다고 할 수 있다. 섬유질은 두세 컵의 물과 함께 복용하면 장에서 부풀기가 더 좋으므로 매번 충분한 물을 같이 섭취한다.

섬유질 섭취를 시작해서 변이 잘 나오게 되기까지는 하루 이틀 정도 지난 경우이므로 너무 성급하게 마음을 먹지 않아야 한다. 섬유질 섭취 중에는 가스가 많이 차기도 하는데 그렇다고 이를 기피하면 병의 악화만을 초래한다. 가스가 증가하면 잠시 용량을 줄이고, 변이 어느 정도 배출된 후에는 가스도 줄어들 수 있으니 후에 다시 증가시킨다.

두 알만 먹어도 변이 시원하게 나오고 쉽게 구입할 수 있는 배변 촉진제를 사용하는 것은 좋지 않다. 이런 약들은 대장을 자극하여 밀린 변을 다 밀어내게 하지만, 대장의 운동이 다시 더 떨어지므로 변비가 악화될 수 있다.

변을 볼 때는 힘을 주더라도 짧게 주는 것이 낫다. 남은 변을 모두 배출하겠다는 일념으로 강하고, 길게 힘을 주는 경우 혈관이 늘어지기가 훨씬 더 쉽다. 이는 없는 치질을 만들거나 이미 있던 치질도 더 악화시킬 수 있다.

치질이 생긴 경우에는 병원을 방문하여 변비를 빨리 조절한다. 직장·항문 전문의는 변비문제도 해소해 줄 수 있다. 국소적인 불편감에는 뜨거운 물에 좌욕을 하면 많은 도움이 된다. 좌욕은 30분 정도씩, 하루 3회 정도 하면 좋을 것이다. 좌욕을 할 때는 부풀은 치질을 손으로 잘 씻고, 마지막에는 항문 쪽으로 밀어 넣어주는 시도를 해본다. 다 씻은 후에는 처방 받은 연고나 좌약을 항문에 삽입한다.

❀ 부부생활

출산 후 부부생활은 언제부터 시작하는 것이 좋을까? 너무 이른 시기에 관계를 시작하면 혹시라도 세균이 자궁 내로 침투할 우려가 있기는 하다. 그러나 분만 3주째에 산도의 진찰을 받은 후 별 이상이 없다면 부부생활을 해도 된다.

2주만에 시작해도 부작용은 거의 없는 것으로 알려져 있다. 단, 산도의 회복이 부족하여 통증이 있을 수 있다. 또한 여자에게 성감의 회복이 빨리 나타나지 않고, 완전히 회복되는 데 1년 정도 걸린다고 알려져 있다.

대개 수유부는 배란이 억제되므로 젖을 먹이는 동안은 임신할 가능성이 낮고 자연피임이 된다. 그러나 젖을 먹이는 중에도 3개월을 넘어서면 자연스럽게 첫 배란이 일어난다. 어떤 경우엔 분만 후 한 달 내에 임신이 되는 경우도 있다. 젖을 먹이는 중에는 완전한 피임이 되는 줄 알고 방심해서 일어나는 일이다.

❀ 목욕

　산후조리에 대한 지침서들을 보면 산후조리 21일간은 목욕을 금하는 경우도 있고, 3일 지나서 하는 것이 좋다는 등 의견이 다양하다. 이는 산도에 염증이 생길 것을 우려한 결과라고 생각된다. 그러나 단순히 샤워만 하는 것으로는 물이 산도 속으로 들어가기 힘들다.

　그보다는 오히려 너무 못 씻게 하는 경우 회음부가 습하여 짓무르고 염증이 생길 수 있다. 단, 탕에 들어가서 목욕을 하는 것은 분만 3주는 지나야 안전할 것이다.

　머리를 샤워기로 감는 것은 분만 다음날부터 해도 된다. 막연히 무서워하고 못할 이유는 없다. 단, 머리를 감기 위해서 쪼그려 앉는 것은 분만 2주 이내에는 힘들 것이다. 제왕절개술을 한 사람은 더 오랜 시간이 지난 후에 쪼그려 앉는 것이 좋다.

10장

초보엄마가 알아두어야 할 육아상식

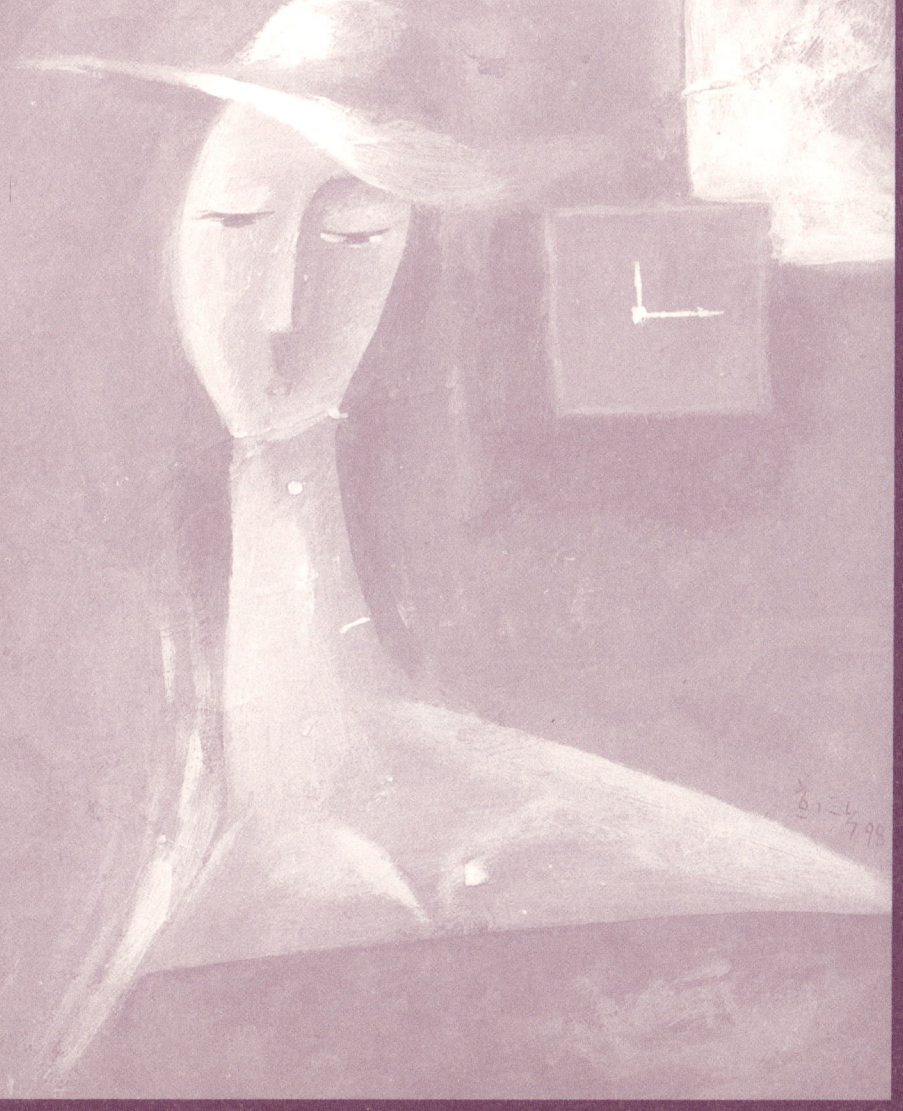

10장 초보엄마가 알아두어야 할 육아 상식

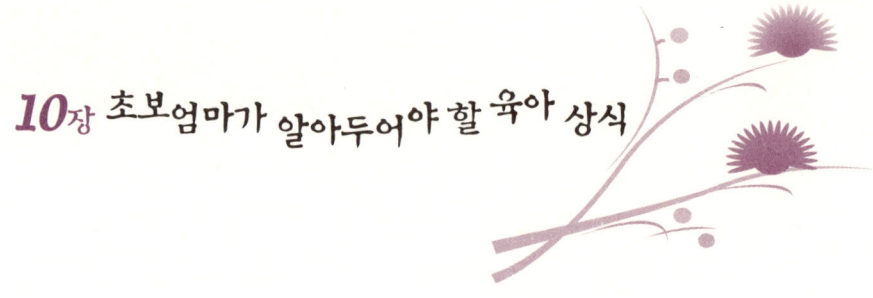

❀ 아기의 예방 접종은

현대 의학이 발달함에 따라 인류의 수명이 80을 넘어서는 나라가 점점 늘고 있다. 우리나라도 2003년에 평균수명이 77.5세였고, 여자는 80.8세까지 상승하였다. 여기서 인류의 '평균수명'이란 것은 전체 인구에서 사망한 사람들의 나이를 합해서 총인구로 나눈 것을 말한다.

만약 아기가 태어나자마자 사망하면 나이가 0세이기 때문에 전체와 합해서 계산할 때 평균수명을 엄청나게 낮추는 효과가 발생한다. 과거에도 100살을 넘게 오래 산 사람들이 있었다. 그러나 상당수의 사람들이 일찍 사망하여 '평균수명'이란 통계수치를 낮추어 버린 것이다.

과거에는 의학 수준이 낮아서 질병으로 인한 사망률도 높았지만, 역시 전염병으로 인한 사망이 가장 많았다고 할 수 있다. 예방백신의 개발은 인류를 무서운 전염병에서 해방시켜주는 가장 중요한 계기가 되었다. 더 이상 우리의 아기들을 불안과 공포 가운데 키우지 않아도 되게 해주었다.

현재 우리나라에서 꼭 맞추어야 할 기본접종에 속하는 백신으로는 BCG(결핵), MMR(홍역·볼거리·풍진), DPT(디프테리아·백일해·파상풍), 소아마비, B형 간염, 일본뇌염 등이 있다.

BCG는 생후 한 달 내에 한 번만 접종하면 된다. DPT와 소아마비 백신은 생후 2, 4, 6개월에 주로 같이 접종하고, 생후 18개월에는 DPT 백신만 추가 접종한다. 만 4~6세경에는 DPT와 소아마비를 다시 한 번 더 추가 접종해야 한다.

만 6세가 넘어서면 DPT는 부작용의 위험성 때문에 놓아주지 않으므로 그 전에 꼭 병원에 방문해서 맞추어야 한다. 이후부터는 새로 나온 Td 백신을 매 10년마다 맞아서 파상풍과 디프테리아를 예방하는 것이 좋다.

B형 간염 백신은 2, 4, 6개월에 DPT와 소아마비 백신을 맞을 때 같이 맞는다. 3회의 접종으로 항체가 한번 생기면 더 이상 맞을 일은 없다고 보면 된다. 그러나 후에 항체가 생기지 않은 것을 확인하게 된 경우는 다시 3회를 맞게 된다.

만약 항체가 생기기는 하였으나 가까운 식구에서 B형 간염 보균자가 있는 경우에는 옮을 가능성을 차단하기 위해서 5년 정도의 간격으로 정기적으로 항체 검사를 하여서 항체의 역가가 많이 떨어진 경우 그때마다 한 번씩 추가 접종을 하여 항체를 올리는 방식으로 한다.

아기가 한 돌이 넘어서면 수두를 먼저 맞히고, 한 달 후에는 MMR을 맞히는 것이 좋다. MMR과 수두 백신은 생백신으로서 서로 한 달간의 간격을 두어야 하는데, 보통은 수두에 걸릴 가능성이 더 높으므로 수두

백신을 먼저 맞히는 것이 편리하다.

수두는 기본접종에는 안 들어가지만 접종을 하지 않는 경우에는 반드시 수두에 걸리게 되므로 예방접종을 하는 것이 좋다. 수두에 걸리면 얼굴과 몸에 흉터가 주로 문제이고, 드물게 뇌염 같은 합병증이 가능하다.

뇌수막염 예방접종은 2, 4, 6개월과 15개월에 맞힌다. 우리나라에는 헤모필루스 인플루엔자B균에 의한 뇌수막염이 흔하지 않아서 기본접종에는 들어가지 않고, 예방접종의 비용이 많이 들므로 이 주사를 기피하는 엄마들이 많이 있다. 그러나 이 종류의 뇌수막염에 한번 걸리면 치명률이나 뇌성마비 등의 합병증의 가능성이 워낙 높으므로 웬만하면 주사를 맞히는 것이 좋다. 폐구균 백신도 비싸고 유병률은 낮으나 형편이 되면 꼭 맞히는 것이 좋다.

예방접종을 한 경우에도 병에 걸릴 수는 있다. 모든 백신이 방어율이 100%가 아니기 때문이다. 특히 수두 같은 경우 예방접종 후에도 병에 걸릴 가능성은 20% 이상 된다고 볼 수 있다.

예방접종을 하면 안 되는 경우는 생각보다 그리 많지 않다. 특히 가벼운 감기 상태인 경우 증세가 다 나으면 맞히려고 기다리다가 다시 감기에 걸리는 등으로 접종시기를 자꾸 놓치는 경우가 많은데 그럴 필요 없다.

산부인과에서 퇴원할 때 아기용 예방접종 수첩을 받아서 사용하게 된다. 이 수첩은 향후 30년 이상 가보처럼 중요하게 보관해야 한다. 이 수첩에는 한 사람이 예방접종한 모든 사실이 빠지지 않고 적히도록 엄마가 신경을 써야 한다.

왜냐하면 초등학교에 입학할 때 홍역 접종 경력을 요구하므로 추가

접종한 것을 적어두지 않은 경우 다시 맞히는 경우가 생길 수 있다. 살다 보면 아기가 커서 장차 미국이나 서양의 좋은 대학으로 유학을 갈 수도 있다. 이때는 이 수첩이 위력을 발휘한다. 상당수의 대학이 어릴 때 예방접종을 제대로 했는지 각각의 백신에 대해서 증명을 요구하기 때문이다. 이때 만약 수첩이 없다면 과거 예방접종한 병원을 다 찾아다니면서 증명을 받을 수도 없고 난감한 경우가 생긴다.

그러므로 수첩을 잘 관리하기 위해서 집안에 건강 관련 서류를 두는 장소를 따로 마련해 두는 것도 좋은 방법이다. 과거 엑스레이(X-ray) 찍은 사진, 병원에서 받은 서류, 처방전 등을 모두 한곳에 모아두고, 예방접종 수첩도 그곳에 두거나 복사본을 만들어서 보관하면 절대로 잊어버릴 일은 없을 것이다. 모아둔 기타 의료기록들도 후에 병원에서 필요로 할 때에는 중요한 자료가 될 수 있다.

만약 병원에 예방접종을 하러 가면서 수첩을 가지고 가지 않았으며, 조만간 다시 병원에 갈 일도 못 만들고, 건망증이 있어서 오래 기억할 자신이 없으면 수첩의 어느 한 장소에 예방접종한 날짜, 병원, 백신의 종류 등을 꼭 적어두어야 한다. 처음에 잘 기록해 두지 않았다가 나중에 기억을 못해서 낭패를 보는 엄마들이 많다.

❀ 아기가 울 때

때론 아기들은 오랜 시간을 격렬하게 운다. 매일 같은 시간에 몇 시간씩 울기도 한다. '아기들이 왜 그렇게 사정없이 울어대는가'는 아마 이

세상에서 영원히 밝혀지지 않을 가장 궁금한 미스테리 가운데 하나가 될 것이다.

그만큼 아기들은 전혀 추정할 수 없는 이유로 많이 울고 부모를 당혹하게 한다. 아무리 우는 이유를 찾아보아도 찾을 수 없고, 아무리 달래도 도무지 달랠 수 없는 경우가 엄청 많다. 그럴 듯한 논리도, 추측도 다 통하지 않는다.

배고파서, 기저귀를 갈아달라고, 졸립다고, 안아달라고, 같이 놀아달라고, 밖에 나가 놀자고, 흔들어 달라고, 덥다고, 목이 마르다고, 가렵다고, 어디가 따갑다고, 등이 배긴다고, 어둡다고, 오줌 마렵다고 등등 수없이 많다. 아마 이외에 다른 이유가 더 많을지도 모르겠다.

몇 가지 고려해 보아야 할 다른 것들도 있다. 방이 더워서 땀도 좀 나고, 입김으로도 수분이 많이 나가니 아기가 목이 말라서 울 수도 있다. 이 경우 아기가 배가 고파서 우는 줄 알고 분유를 물리면 아기는 목이 마르던 차에 수분을 주게 되니 계속 빨게 된다. 이때 아기는 배가 고프지 않아도 불필요한 칼로리를 섭취하게 되므로 체중이 많이 증가할 수 있다. 이런 경우를 방지하기 위해서 젖병을 통해서 물을 주어 볼 수도 있을 것 이다.

태어난 지 3개월 미만의 아기가 발을 강하게 뻗으면서 소리 높여 울 때는 '영아산통' 일 가능성도 고려해보아야 한다. 원인은 정확히 모르지만 3개월 이전의 영아들은 이와 같이 배가 아픈 듯이 심하게 우는 경우가 자주 있다.

이런 증상이 있어도 의사에게서 특별한 질환을 진단받지 않으면 일단은 걱정하지 않아도 된다. 이는 시간이 지나서 아기가 3개월을 넘어서면 점차 호전되기 때문이다. 단, 밤에라도 변에 딸기잼 같은 것이 나온다거나, 많이 울면서 열이 난다거나, 심하게 울다가 중간에 전혀 울지 않는 간격이 있고, 토하거나 하는 경우는 장이 말려들어간 '장중첩증' 같은 것을 고려하기 위해 빠른 시간 내에 병원을 방문해야 한다.

아기들이 중이염에 걸리거나 감기로 목이 아픈 경우에는 밤에 더 울 수 있다. 여러 가지 이유로 통증이 낮에는 덜하다가도 밤에는 특히 더 하게 된다. 감기 걸린 아기가 밤에 많이 울면 다음날에는 병원을 방문해 보는 것이 좋겠다.

아무리 달래주어도 효과가 없이 매일 같은 시간에 깨어서 한두 시간씩은 꼭 울고 자는 아기들도 많다. 배고프다거나, 기저귀가 젖었다거나, 너무 덥거나, 목이 마르다거나 이러한 기본적인 필요성을 다 해결해 주고 나서, 온갖 방도를 다 해봐도 안 되는 아기들은 어쩔 수 없이 좀 울게 놔두는 것도 생각해 보자.

왜 늘 같은 시간에 깨어서 우는 걸까? 어디가 불편해서 우는 게 아닐 수도 있다. 하필이면 그 시간에만 어디가 매일 아프기는 힘들 것이다. 이 경우에는 아기가 뭔가 원하는 것이 있다는 것인데, 도무지 알 수가 없어서 들어주기도 힘들다. 그럴 때는 어쩔

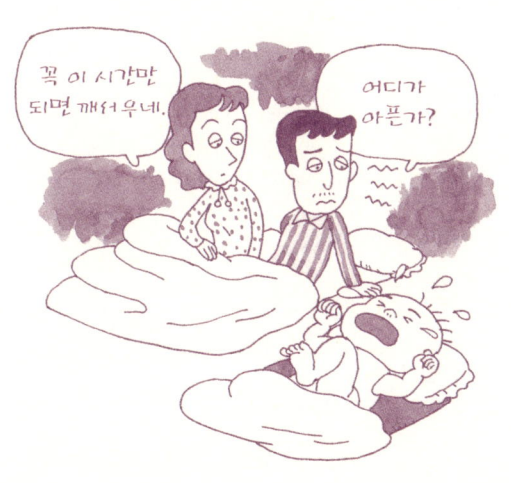

수 없이 스스로 참는 훈련을 하는 수밖에 없을 것 같다.

비키 아이오빈이 쓴 《출산 후 엄마를 위한 가이드》란 책을 보면 아기들을 재우기 위해 유용한 방법을 몇 가지 소개하고 있다. 저자는 아기들이 시끄럽고 단조로운 소리에 잠이 잘 든다는 것을 알게 되었고, 이를 잘 사용하여 많은 덕을 보았다고 한다.

그 방법이란 아기를 시끄러운 청소기나 세탁기가 도는 곳으로 가서 잠시 흔들어 주면 의외로 잘 잔다는 것이다. 또는 자동차에 아기용 특수 의자가 장착되어 있어서 충분히 안전하다면 아기를 차에 태우고 잠시 이리저리 돌아다니는 것도 좋은 방법이라고 한다. 잘 시간이 되면 으레 하듯이 목욕을 시키고, 안아주고, 제자리에 눕히고, 불을 어둡게 하는 식으로 반복적인 습관을 변함없이 늘 시행하면 아기들이 좀더 쉽게 적응할 것이란 아이디어도 얻을 수 있다.

❀ 아기가 놀랄 때

아기들은 잘 놀란다. 잘 놀라는 데 별다른 이유는 없고 그저 자신의 몸이 갑자가 움직여지기 때문이다. 영아는 성인에게는 없는 특징적인 반사기능들을 가지고 있다.

예를 들면 3개월 이내의 아기들은 손에 무엇을 쥐어주면 저절로 강하게 쥐게 된다. 이 힘이 어찌나 강한지 물건을 들어올리면 강하게 쥔 손을 놓지 못해서 아기의 위로 몸이 끌려올라올 정도이다.

15개월 이내의 아기들은 들어올려서 상체를 밑으로 떨구듯이 하면 몸을 받치듯이 양팔을 앞으로 내민다. 이것은 방어를 위한 동작이 아니고 저절로 일어나는 반사반응일 뿐이다.

영아들의 반사반응 중에는 '모로 반사' 라는 것이 있다. 3~4개월 전의 영아는 약간만 큰 소리가 들려도 양팔이 갑자기 들어올려진다. 몸을 들어올려도, 갑자기 내려도 양팔이 가슴 앞쪽으로 돌을 던지듯이 큰 동작으로 움직여서 합해진다.

만약 방바닥으로 무엇이 떨어지는 소리가 들린다면 사람들은 보통 그 쪽으로 돌아보게 된다. 그러나 영아들은 돌아볼 줄도 모르지만, 그 소리에 갑자기 두 팔이 저절로 올라가기도 하는 것이다. 그러면 조용히 쉬고 있다가 두 팔이 자기도 모르게 강하게 움직이고, 몸이 흔들리니 아기들은 놀라서 우는 것이다.

전통적으로 우리의 조상들은 아기들이 놀라는 것을 싫어했다. 그래서 아기를 놀라지 않게 하려고 꼭 싸매 두고, 그래도 놀라면 약을 먹이거나 했다. 그러나 4개월 이전의 영아에게 있어서 이것은 단순히 반사반응일 뿐이다.

아기가 놀란다고 해서 후에 잘 놀라는 성격이 된다든가, 뇌기능에 이상이 오는 일은 없다. 이런 일은 세계의 모든 아기들이 다 겪는 일이다. 만약 이런 반사작용이 일어나지 않는다면 그것은 아기에게 이상이 있다는 증거이다.

그래서 소아과 의사들은 아기가 처음 태어났을 때 이상이 있는가 확인하기 위해서 일부러 모로 반사를 유발시켜 본다. 아기가 놀란듯이 양팔을 크게 휘둘러서 합치는 것을 보면 미소를 지으면서 신경진찰 한 가지를 마친다.

드물게 아기들이 놀라는 동작이 경련으로 인하는 경우도 있다. 이 경우는 매우 가벼운 자극으로도 더 자주, 심하게 놀라는 동작을 한다. 의심이 되면 소아과를 방문해 본다.

아기가 싸매는 것을 편해하는 정도에 따라 싸매거나 좀 풀어둘 수 있다. 그러나 단순히 아기가 놀라면 이상이 생길까봐 두려워하여 아기를 싸맬 필요는 없다는 것이다. 약을 먹일 필요는 더욱이 없다. 아기가 힘차게 놀라도 아무런 부작용이나 건강의 문제가 생기지 않으니 너무 걱정할 필요는 없다는 말이다.

❀ 아기가 가래소리를 낼 때

한 돌 이내의 영아들은 누워있을 때 목에서 그르렁거리며 가래소리가 나는 경우가 흔하다. 때로 '끅~' 하면서 딸꾹질할 때와 비슷한 소리도 들린다. 이는 목에서 후두와 후두개가 물렁물렁해서 나는 소리다.

목에는 통로가 두 곳 있는데 한곳은 식도를 통해서 음식이 위로 넘어가는 길이고, 한곳은 후두를 통해서 공기가 폐로 들어가는 길이다. 후두와 후두를 덮는 뚜껑인 '후두개'는 물렁뼈로 되어 있다.

보통 때는 후두가 좌우로 벌어져 있고, 후두를 덮는 뚜껑도 위에서 열려 있어서 숨이 숨구멍으로 들어가게 한다. 음식을 삼킬 때는 이 후두개가 닫혀지면서 후두로는 음식이나 물이 절대로 들어가지 못하게 한다. 만약 음식이나 물 같은 것이 한 방울이라도 후두로 들어가면 이것을 방어하고 다시 꺼내기 위해서 기침을 엄청나게 많이 하게 된다. 이 경우를

'사레 들렸다'고 표현한다.

한 돌 이내의 영아들은 후두와 후두개가 물렁물렁하여 숨을 쉴 때마다 흔들린다. 숨을 들이쉴 때마다 후두가 빨려오듯이 좌우에서 닫혀지고, 후두개도 아래로 빨려오며 숨구멍을 막게 된다. 후두가 부분적으로 막히고 후두개가 흔들거리면 숨을 들이쉴 때 가래가 찬 것 같은 소리가 들리게 된다. 때로는 후두가 완전히 막히면 더 세게 숨을 들이쉴 때 '끅~' 소리가 들리기도 한다. 이를 '후두연화증'이라 한다.

이렇게 가래소리가 날 경우 엄마들은 아기가 감기에 걸렸다거나 기관지가 안 좋다고 걱정을 하며 병원에 들르곤 한다. 그러나 아기에게 가래소리가 많이 들려도 기침을 전혀 안 하면 이는 가래가 아닐 수 있다. 정말 가래가 있다면 한두 번이라도 기침을 해서 떼어내기 때문이다.

후두연화증인 경우 평소에도 가래소리가 나지만, 젖을 먹고 난 후에는 소리가 더 나게 된다. 아기를 잠시 엎드려 놓으면 후두개가 뒤로 젖혀져서 가래소리가 안 날 수도 있다.

그르렁거리는 소리는 신생아 때는 잘 안 나다가도 몇 달이 지나면 들리기 시작할 수도 있다. 대개 1년 내에, 늦어도 1년 6개월까지는 없어지므로 그냥 두어도 된다.

❀ 아기의 감기

아기들은 가래를 뱉을 줄 몰라서 항상 속에서 그르렁거린다고 생각하는 것은 잘못된 것이다. 아무리 어린 신생아라 해도 기침을 하면 가래가 목까지 올라온다. 그 후에는 뱉든지 삼키든지 기관 자체에서는 배출된 것이다.

아기들은 주로 가래를 삼켜서 변으로 나오므로 가래가 속에 쌓여 있을 것이란 생각은 할 필요 없다. 먼저 생긴 가래는 결국은 배출되고, 다음 가래가 새로 생겨서 소리가 나는 것이지 가래가 계속 쌓여서 소리가 나는 것은 아니다.

엄마들은 아기들의 기관지 문제로 너무 걱정하지 않아도 된다. 매우 어린 영아기에 모세기관지염을 앓았거나 천식 등이 있기 전에는 기관지는 그렇게 잘 나빠지지 않는다.

정작 가래가 있다 해도 폐나 기관지에서 생긴 가래는 많지 않다. 대개는 코에서 뒤로 흘러서 목까지 내려간 분비물이기 때문이다. 만성적으로 기침, 가래가 있다 해도 기관지가 나빠서 그런 것보다는 만성비염으로 인할 가능성이 더 높다. 이런 구분은 소아과나 이비인후과 의사들이 해 줄 것이다.

❀ 아기의 설사

설사병은 아기들한테 비교적 흔한 병이다. 아기들이 식중독에 걸릴 일은 없고 주로 장염이라고 볼 수 있다. 감기에 걸려도 설사를 하는 경우는 매우 흔하다. 설사는 맹물을 쏟는 것이 아니고 수분에 추가로 우리 몸속에 있는 여러 가지 전해질 성분들이 같이 빠져나가는 것이다.

그러므로 설사가 심한 아기에게 수분을 먹이지 않으면 몸 안에서 수분과 전해질이 모두 감소하여 아기가 탈진할 수 있다. 또한 아기에게 보리차 같은 맹물만 주로 먹이면 전해질 성분이 부족하여 탈수증세는 적어도 힘이 빠지고 처지는 증상은 여전히 나타날 수 있다.

병원에서는 설사하는 아기에게 가장 적합하게 배합되어 있는 전해질 용액을 처방해 준다. 이런 제제들은 수분, 전해질, 당분이 가장 이상적으로 섞여있어서 장 속에서 흡수가 가장 빠르게 일어난다.

만약에 아기들이 전해질 용액을 먹지 않거나, 더 자란 아이들이거나, 병원에 갈 여건이 안 되는 경우 가게에서 판매하는 이온음료를 만들어서 사용해 볼 수도 있다. 대개의 이온음료는 영아들이 먹기에는 이온의 농도가 진한 편이다.

보통의 이온음료에 물을 1/3 정도 부어서 묽게 하면 아기들이 먹어도 별 무리가 없는 수액이 될 것이다. 이런 수액은 정확히 만들어진 것은 아니어도 보통 물보다 수분과 염분을 흡수하기가 더 좋으므로 도움이 많이 된다.

전해질 용액이나 이온음료를 먹여도 설사는 계속 할 수 있다. 이런 물들이 다 흡수되는 것도 아니고 설사를 멎게 하는 약도 아니기 때문이다. 다만 몸을 유지하면서 낫기를 기다리는 것만으로도 대부분은 잘 회복된다. 대개의 병원에서도 이 이상은 치료 행위를 하지 않는다.

설사가 어느 정도 있는 경우는 먹는 것을 일시 수정해야 한다. 젖을 먹던 아기는 그대로 젖을 먹여도 된다. 엄마의 젖은 소화가 잘 되고, 젖 속에 있는 면역물질들이 장의 방어력을 증가시키기 때문이다. 그래도 설사가 너무 심하면 젖병으로 전해질 용액을 좀 보충해 주는 것이 도움이 될 것이다.

분유를 먹던 아기인 경우는 장염으로 인해서 유당의 소화능력이 떨어져 있으므로 유당이 없는 설사용 분유를 먹일 수 있다. 설사용 분유는 설사를 멎게 하는 것이 아니고, 설사병이 나을 때까지 먹고 살기 위해서 그나마 장염 때 흡수가 더 잘 되도록 조절한 것일 뿐이다.

설사용 분유를 먹이는 데에도 요령이 필요하다. 처음에는 즉시 설사용 분유로 바꾸어 먹이도록 한다. 아기들은 처음에 입에 안 맞아서 거부하다가도 몇 번 물리다 보면 먼저 입맛을 잃어버리고 설사용 분유를 빨기 시작한다. 설사가 멈추면 먼저 분유로 바꿀 수 있으나 아직 회복이 덜 되어서 갑자기 되돌리기는 힘들다.

먼저 설사용 분유 한 스푼을 덜 넣고, 전에 먹던 분유를 한 스푼 추가해 본다. 이렇게 2~3회 먹여보고 설사가 더해지지 않으면 이번에는 설사용 분유를 두 스푼 빼고 보통분유를 두 스푼 넣어보는 식으로 점차 설사용 분유에서 보통분유로 바꾸어 나간다. 중간에 설사가 다시 시작하면 한 스푼 후퇴하여 하루 정도 더 유지한 후에 다시 보통분유로 바꾸어 가기 시작한다.

❀ 아기가 열이 날 때

3개월 이전의 영아는 감기에 걸려도 웬만해서는 열이 나지 않는다. 그러므로 3개월 이전의 아기가 열이 나고 아파 보이는 경우는 반드시 병원을 방문해야 한다. 이때는 감염이 어느 정도 심해야 열이 나기 때문에 폐렴, 뇌수막염, 신우신염, 패혈증 등 빠른 시일 내에 진단하고 치료를 시작해야 할 질환일 가능성이 높다.

3~5개월이 지난 아기들은 열이 자주 난다. 열이 날 때도 몸의 상태가 나쁘지 않고 잘 노는 아이들도 있지만 대개는 보채게 된다. 열과 함께 몸살 증세가 동반되기 때문이다. 아기들이 열이 나면 일단 무조건 병원을 방문해야 한다고 생각하는 것이 좋다. 일반적인 감기로 인한 경우 외에도 요로감염이나 기타 중요한 질병을 찾아내야 하기 때문이다.

몸살 증세는 온몸이 쑤시고, 몸이 많이 힘들고, 피곤한 증세이다. 열이 오를 때는 추우면서 쑤시고, 열이 다 오르면 더우면서 쑤신다. 열이 오를 때는 몸이 추워서 이불을 덮으려 하고, 손발이 싸늘하다. 상당수의 엄마들이 아기의 손이 차면 체했다고 생각하는데 이는 몸이 매우 괴로운 결과 교감신경계의 반응이 과다해서 오는 현상일 뿐이다.

열이 다 오르면 몸이 더워지니 옷을 벗고, 이불도 차 내게 된다. 해열진통제를 먹으면 땀이 나면서 열이 식어지고 몸이 편해진다. 해열진통제를 먹지 않아도 열은 대개 두세 시간 지나면 저절로 땀이 나면서 식을 수 있다. 그 후 약효가 사라지거나, 혹은 어느 정도 시간이 지나면 다시 몸이 추워지면서 열이 나기 시작한다.

아기들이 고열이 나면 엄마들은 열이 더 올라갈 것이 무서워서 이불을 덮어주지 않으려 하는 경우가 있다. 이는 경우에 따라서 변경하는 것이 좋을 것이다.

너무 많이 떨면 근육 운동의 결과로 열이 더 많이 오르게 된다. 그러므로 한기가 심할 때는 얇은 이불을 잠시 덮어주어도 된다. 열이 거의 다 올라서 떠는 증세가 가라앉기 시작하면 이때는 이불을 벗겨준다. 이불을 더 오래 덮고 있으면 열도 더 오를 수 있기 때문이다.

무엇보다도 열이 오르려고 떠는 아기에게는 해열제를 용량에 맞추어서 먹이는 것이 좋을 것이다. '해열제를 너무 먹이면 안 좋다'고 하며 이를 안 먹이고 버티려는 엄마들도 있으나 나는 해열제를 권한다. 물론 해열제로 철저하게 열을 떨어뜨리는 경우 감염에서 회복되는 시간이 약간 더 걸린다는 동물실험 결과가 있다.

그러나 이 회복의 시간 차이는 실험실에서 통계적으로 의미 있는 몇 시간의 차이일 뿐, 며칠씩 나는 열에 대해서는 차이를 느끼기 힘든 정도이다. 3~4일 후 한두 시간 빨리 나으려고 한기와 전신근육통으로 고생하는 아기들을 몇 시간씩 닦아주며 밤잠 못 자는 고생은 할 필요가 없지 않을까 생각한다.

집에서 해열제를 먹이는 것은 병원을 방문하여 이미 아기의 병에 대해서 확실히 진단을 받은 상태를 말한다. 또한 밤에 열이 나기 시작하여 미처 병원을 방문하지 못한 경우에는 급한 대로 밤에 시도해 볼 것을 말하는 것이다. 아기가 열이 나는데 형편이 힘들다고 집에서 약만 먹이는 일은 위험한 일이라고 할 수 있다.

아기들이 6개월을 넘어서면 열성경련도 생길 수 있다. 대개 열이 오를 때 경련이 일어나므로 엄마가 한눈파는 사이에 아기들이 열이 올라서 경기를 할 수 있다. 해열제는 효과가 3~5시간 정도밖에 가지 않는다.

그러므로 고열이 나는 아기들은 저녁에 약을 먹인 후 4시간이 지나면 한밤에라도 일어나서 다시 해열제를 먹이거나 좌약을 넣을 준비를 하고 있어야 한다. 신경 안 쓰고 깊이 잠들었다가 새벽에 아기들이 심한 열과 함께 경련을 하는 경우를 직면할 수 있기 때문이다.

열성경련은 특별한 문제가 생기지 않는 한 나중에 후유증 없이 깨끗하게 낫고 완전히 정상으로 성장하므로 너무 겁을 내지 않아도 된다. 단, 다른 원인에 의한 경련일 가능성과 경련이 오래 지속되어서 문제가 생길 것을 대비하여 즉시 병원을 방문하는 것이 좋다.

❀ 코 흡입기의 사용

아기들이 감기에 걸리거나 비염 등으로 코가 막혀서 힘들어하는 경우를 자주 볼 수 있다. 특히 아기들은 코로 숨을 들이쉬면서 젖을 빨아야 하므로 코가 막혀있으면 젖을 빨 때 매우 힘들다.

콧속에 묽은 코가 잔뜩 끼어 있을 경우 코 흡입기로 코를 빨아내 주면 덜 힘들어한다. 현재 코를 흡입하는 것이 감기에 도움이 된다는 의견과 도움이 되지 않는다는 여러 의견이 있는데, 도움이 안 된다는 의견은 코를 빨아낼 때 콧속이 다칠 가능성을 더 염두에 두고 있다. 그렇지만 주의해서 뽑아줄 수만 있다면 최소한 불편해 하는 아기에게는 도움이 될 수도 있을 것이다.

코 흡입기는 아기용품점이나 병원, 약국 등에서 판매한다. 코를 빨아낼 때는 흡입기를 가능하면 콧구멍의 바닥 쪽으로 집어넣고, 좌우로 흡입기를 돌리지 않는 것이 좋다. 좀더 큰 아이들의 경우 흡입기가 코의 안쪽 벽에 닿으면 코피가 날 수도 있다.

코의 바깥쪽으로 집어넣으면 콧속의 늘어진 점막이 빨려 오면서 통증이 생길 수 있다. 또한 콧속의 점막에 상처를 줌으로써 바이러스로 인한 점막의 염증 외에 세균감염에 의한 화농성 염증도 우려가 되기 때문이다.

흡입기를 바닥 쪽, 중심 쪽으로 넣고 위아래로 약간씩 움직이면서 빨아주면 그런 대로 안전하다. 콧물을 다 뽑아내려고 너무 노력할 필요는 없다. 어차피 30분 후에는 다시 찰 테니까 다 뽑느라 고생할수록 콧속이 다칠 가능성은 더 증가한다.

과거 코 흡입기가 없던 시절에는 아기들이 코가 막혀서 너무 고생하니까 엄마들이 경험적으로 아기의 코에 젖을 짜 넣어주기도 했었다. 엄마의 젖은 콧속에 자극이 전혀 안 되고 코를 적셔줄 수 있으니 도움이 될 수는 있다.

그러나 번거롭게 젖을 짜서 넣느라 고생할 필요는 없다. 신기하게도 젖이 코를 뻥 뚫어 주어서 다시는 막히지 않게 하는 그런 작용은 없다. 단지 말라붙은 코를 잠시 좀 묽게 해서 떨어지기 쉽게만 할 뿐이다.

그보다는 아기의 코가 말라붙어서 소리가 들리고 불편해 하면 식염수를 넣어주는 것이 더 좋다. 식염수는 약국에서 간단히 구입할 수 있는데 이때 시럽병 한 개를 같이 구입한다. 식염수를 냉장고에 넣고 보관하다가 필요하면 시럽병에 담아서 손으로 쥐거나 실온에서 덥힌 후 사용하면 된다.

아기가 콧물이 많으면 식염수를 떨구지 말고 그냥 가볍게 흡입기로 좀 뽑아준다. 콧속이 마르고 막혀있으면 식염수를 한쪽 코에만 대여섯 방울 떨어뜨려 준다. 식염수를 넣은 후 10분 정도 지나면 코가 젖어 있어서 뽑아내기 좋다. 반대편 코에도 같은 방법으로 해준다.

아기가 콧물이 많은 경우 입으로 코를 빨아내는 엄마들이 있다. 이는 매우 좋지 않은 방법이다. 콧물을 통해서 엄마에게 감기가 전파될 가능성이 높기 때문이다. 코를 빨아내는 것이 감기를 빨리 낫게 하는 것도 아니고, 코 흡입기를 사용할 수 있는데 구태여 위험을 무릅쓸 필요는 없다.

노리개 젖꼭지

　노리개 젖꼭지가 별로 좋지 않다는 연구도 있으나 이를 아예 사용하지 않기란 쉬운 일이 아니다. 계속 울고 뭔가를 요구하는 아기에게 노리개 젖꼭지를 주면 잠잠해지는 장점이 크기 때문이다.
　무언가 계속 빨고 있기를 좋아하는 아기는 손가락도 지독하게 빨아서 손가락에 염증이 생기고 많이 망가지게도 한다. 이런 경우 아기의 욕구를 만족시켜주기 위해서도, 과도한 울음에 엄마가 지치지 않기 위해서도 노리개 젖꼭지는 유용하다.
　아기가 젖만 빨고 분유병을 전혀 빨지 않으려 하는 경우에는 때로 문제가 생길 수 있다. 엄마의 유방에 염증이 생기거나, 다른 문제로 일시적으로 분유병을 사용해야 할 경우는 젖을 먹던 아기라도 할 수 없이 분유병을 써야 한다. 이 경우 평소에 노리개 젖꼭지에 익숙한 아기는 분유병에도 쉽게 적응할 수 있을 것이다.

아기의 보온

　신생아는 높은 온도보다는 낮은 온도를 더 잘 못 견디는 편이다. 아기들은 지방이 적고 근육의 발달이 적다. 열은 주로 근육에서 생산하는데 아기들은 근육이 적으니 몸의 온도가 식어도 열을 잘 만들지 못한다. 체지방이 열을 보존하는데 아기들은 지방이 부족하니 생산한 열을 잘 보관하지도 못한다. 그러므로 추위에 견디는 힘이 약하다.

그러나 신생아는 고온에 대해서도 땀을 흘리거나 하는 체온조절 능력이 미숙하다. 결국은 주위 온도 변화에 영향을 잘 받는다. 아기를 이불로 너무 꼭 싸두던가, 방을 너무 덥게 하면 아기의 체온이 위험할 정도까지 높아질 수 있다. 이때는 아기의 몸이 많이 뜨겁고, 처지고, 심한 경우 경련을 일으키거나 의식이 나빠질 수도 있다.

아기의 몸도 성인과 같이 정상 체온범위 안에 있어야 한다. 아기들을 추위에 노출되지 않도록 신경 쓰는 정도에서 보온해주는 것이 좋을 것이다.

❀ 황달 대처법

황달이란 피 속에 있는 적혈구가 분해되면서 그 분해된 주황색의 색소가 몸속에 넘치는 현상이다. 증상으로는 피부와 눈의 흰자위가 노랗게 변하고, 때로 소변 색이 갈색으로 변하게 된다.

신생아들은 여러 가지 이유로 황달이 잘 생긴다. 황달 중에는 큰 이상이 없이 오는 경우도 있지만, 때로 심각한 이상이 있는 경우도 있다. 어떠한 이유로 인한 황달이든 그 정도가 너무 심하면 역시 위험할 수 있다. 그러나 대개 신생아들이 겪는 황달은 위험한 경우가 그리 흔하지는 않다.

아기에게 황달이 생겼는지는 엄마들이 어느 정도 알아낼 수 있다. 아기가 좀 노랗거나 너무 붉어 보이는 경우에는 밝은 형광등 아래로 아기를 가져간다. 아기의 옷을 벗긴 후 엄지손가락으로 아기의 피부를 여기 저기 눌러보면서 피를 좌우로 몰아낸 상태의 창백해진 피부색을 관찰해 보는 것이다.

황달은 심해지면서 점차 상체에서부터 팔이나 하체 쪽으로 노랗게 변해간다. 만약 이마나 가슴이 노랗게 보이고 허벅지나 다리는 아직 희게 보이면 약간의 황달이 온 것으로 보면 된다.

만약 아기의 엉덩이 부위가 팔, 다리보다 더 노랗게 보이면 이 정도에서 병원에 데리고 가는 것이 좋다. 아기의 엉덩이 부위와 더 심해져서 팔과 다리까지 피부가 노랗게 보이는 듯하면 매우 심한 황달일 수 있으므로 즉시 병원으로 데리고 가도록 해야 한다.

신생아의 황달은 대개 심각한 원인에 의한 경우는 드물고 치료도 잘 되는 편이다. 황달의 흔한 원인으로 생리적 황달이 있다. 신생아는 태어난 직후에는 적혈구가 잘 파괴되는데, 간에서 이를 빨리 변으로 배설해 주지 못하기 때문이다. 태어난 지 하루 지나면 황달증세가 약간씩 보이기 시작하다가 일주일 정도면 대개 없어진다.

젖을 먹이는 경우는 젖의 어떤 성분에 의해서 황달이 생길 수 있다. 이 경우 보통 생후 5일이 지나면서 발생하고 위험해지는 일은 드물다. 병원에서 검사 결과 모유로 인한 황달로 진단을 받으면 젖을 2일 정도 중단했다가 다시 먹이기만 해도 대개 서서히 좋아진다.

문제는 생후 하루, 이틀 내에 갑자기 생겨서 빠른 속도록 심해지는 황달이다. 이 경우는 엄마가 병원에 너무 늦게 방문해서 중요한 치료시기를 놓쳐버리지 않도록 해야 할 것이다. 치료가 늦어지면 뇌성마비나 더 심한 합병증도 가능하기 때문이다.

 아기가 황달인 듯하면 엄마는 어떠한 경우라도 일단 아기를 병원에 데리고 가는 것이 좋을 것이다. 엄마의 진단법을 너무 믿은 나머지 심한 황달을 구분하지 못하는 경우도 있기 때문이다.

참고문헌

- 고무석 외 8인, 식품과 영양, 도서출판 효일, 2003
- 국민체육진흥공단 체육과학연구원, 전문가를 위한 최신 운동처방론, 21세기교육사, 2000
- 김병인, Dr. 김병인의 산후조리 클리닉, 한울림, 2004
- 김상우, 처녀 몸매로 돌아가는 산후조리, 세종서적, 1999
- 김상우, 한국형 산후조리 다이어트, 파라북스, 2004
- 노자와 히데오, 쉽고 간단한 근력운동 10분, 넥서스, 2002
- 대한비만학회, 임상비만학 제2판, 고려의학, 2001
- 대한산부인과학회, 산과학 제3판, 도서출판 칼빈서적, 1997
- 모자영양연구회, 임신, 수유 및 영유아기 영양, 교문사, 2000
- 박용우 외 9인, 진료실에 꼭 필요한 영양치료가이드, 도서출판 한미의학, 2003
- 비키 아이오빈, 출산 후 엄마를 위한 가이드, 리드북, 2003
- 서경묵, 김돈규, 프롤로테라피를 이용한 인대와 건의 이완에 대한 치료, 신흥메드싸이언스, 2004
- 안홍석, 여성과 영양, 교문사, 1996
- 양윤준, 똑똑한 운동, 도서출판 소소, 2003
- 주디 다이파이어, 아이를 낳은 후에도 날씬한 몸매 가꾸기, 태웅출판사, 2000
- 최세영 외 5인, 현대인을 위한 식품과 건강, 동명사, 2002

- 최유덕, 새임상 산과학, 2nd ed, 고려의학, 2001
- 하권익, 임상스포츠의학, 최신의학사, 1996
- 하정훈, 삐뽀삐뽀 소아과, 그린비, 2002
- 홍창의, 소아과진료 개정 제9판, 고려의학, 2003
- Jane Higdon, 비타민과 미네랄:근거 중심 접근, 군자출판사, 2004
- Vivian H. Heyward, 체력평가와 운동처방, 도서출판 한미의학, 2000
- Aviva Jill Romm, Natural Health after Birth, Healing Art Press, 2002
- F. Gary Cunningham, Norman F. Gant et al, Wiliams Obstetrics 21th ed, International Edition, McGraw-Hill companies, 2003
- Kate Figes with Jean Zimmerman, Life After Birth, St. Martin's Press, New York, 2001
- Laskey MA, Prentice A Obstet Gynechol, 94(4):608-15 1999
- Robin Lim, After The Baby's Birth... A Woman's Way To Wellness, A Complete Guide foirPostpartum Women. Celestial Arts. 1991 California USA
- Alkner BA, Tesch PA. Efficacy of a gravity-independent resistance exercise device as a countermeasure to muscle atrophy during 29-day bed rest. Acta Physiol Scand. 2004 Jul;181(3):345-57. PMID: 15196095 [PubMed-indexed for MEDLINE]